MÉMOIRE

SUR LES

MALADIES SCROFULEUSES.

CHEZ LE MÊME LIBRAIRE.

LEÇONS DE MÉDECINE HOMŒOPATHIQUE, par le docteur *Léon Simon*. Paris, 1835, 1 fort vol. in-8. 8 fr.

Cet ouvrage est divisé en dix-sept leçons; elles comprennent : 1° Vue générale de la doctrine homœopathique; 2° De l'homœopathie dans ses rapports avec l'Histoire de la Médecine; 3° De la Méthode homœopathique; 4° Loi de spécificité; 5° Dynamisme vital; 6° Institution de l'expérimentation pure; 7° De la Pathologie homœopathique; 8° Diagnostic et Prognostic homœopathiques; 9°, 10° et 11° Des maladies chroniques; 12° Moyens de connaître les vertus curatives des médicamens; 13° Thérapeutique générale homœopatique; 14° Répétition des doses homœopatiques; 15° Modes de préparation et d'administration des médicamens homœopatiques; 16° Hygiène homœopathique; 17° Physiologie homœopathique.

LETTRE A M. LE MINISTRE DE L'INSTRUCTION PUBLIQUE, en réponse au jugement de l'Académie royale de Médecine sur la doctrine homœopathique, au nom de l'Institut homœopathique de Paris, par le docteur *Léon Simon*. Paris, 1835, in-8. 1 fr. 50 c.

ARCHIVES ET JOURNAL DE LA MÉDECINE HOMŒOPATHIQUE, publiés par une société de médecins de Paris. *Collection complète* de juillet 1834 à juin 1837, formant 6 forts volumes in-8. 54 fr.
— Chaque année séparément, composée de 2 vol. in-8. 18 fr.

HOMŒOPATHIE DOMESTIQUE, ou Guide médical des familles, précédé de Considérations sur les maladies de l'enfance, par le docteur *Bigel*, Paris, 1837, in 8. 5 fr.

CLINIQUE HOMŒOPATHIQUE, ou Recueil de toutes les observations pratiques publiées jusqu'à nos jours, par le docteur *Beauvais*. Paris, 1836-1837, 3 forts volumes in-8. 27 fr.

IMPRIMERIE DE COSSON,
Rue Saint-Germain-des-Prés, 9.

MÉMOIRE

SUR LES

MALADIES SCROFULEUSES,

PAR LE Dr LÉON SIMON.

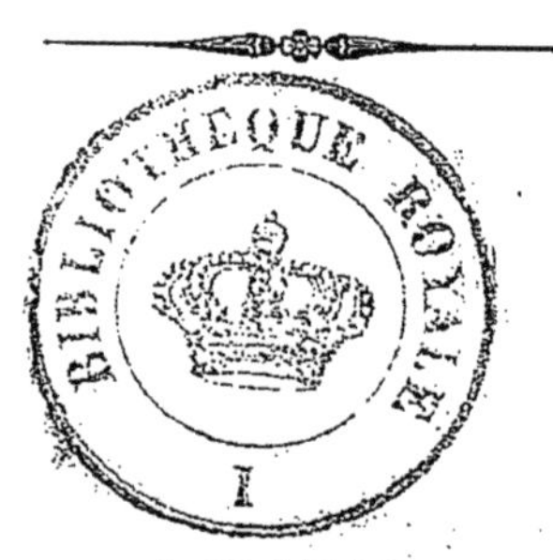

A PARIS,

CHEZ J.-B. BAILLIÈRE,

LIBRAIRE DE L'ACADÉMIE ROYALE DE MÉDECINE,

RUE DE L'ÉCOLE DE MÉDECINE, 17.

A LONDRES, MÊME MAISON, 219, REGENT-STREET.

1837.

MÉMOIRE

SUR LES

MALADIES SCROFULEUSES,

PAR LE Dr LÉON SIMON.

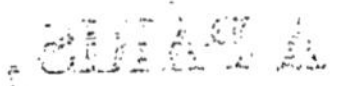

A PARIS,

CHEZ J.-B. BAILLIÈRE,

LIBRAIRE DE L'ACADÉMIE ROYALE DE MÉDECINE,

RUE DE L'ÉCOLE DE MÉDECINE, 17.

A LONDRES, MÊME MAISON, 219, REGENT-STREET.

18[illegible].

MÉMOIRE

SUR

LES MALADIES SCROFULEUSES,

PAR LE DOCTEUR LÉON SIMON (1).

(*Extrait des Archives et Journal de Médecine homœopathique.*)

AVANT-PROPOS.

Un mémoire m'ayant été demandé sur *les maladies scrofuleuses*, j'ai éprouvé quelque embarras à déterminer sous quel point de vue j'envisagerais mon sujet. Cet embarras tenait à l'extrême généralité des termes de la question et à la nature même du sujet. S'il me fallait embrasser dans toute son étendue l'immense problème de la *cachexie scrofuleuse*, un mémoire ne suffirait pas à l'examen d'une pareille question. J'aurais à discuter un

(1) J'ai presque honte de donner ce Mémoire dans l'état d'imperfection où il se trouve. Ce n'est point une monographie, mais plutôt un Mémoire à consulter qui me fut demandé au nom de l'une des familles princières de l'Europe. Il ne s'agissait point, dans la demande qui m'était adressée, de donner une consultation sur un ou plusieurs cas morbides bien définis, mais plutôt de donner une opinion sur les maladies scrofuleuses, considérées en général. C'est pourquoi, j'ai parlé des théories admises en allopathie, ce qui eût été déplacé dans une consultation proprement dite; c'est pourquoi aussi je me tiens dans les termes les plus généraux et j'évite les détails. Si j'y étais descendu, il m'aurait fallu écrire un livre au lieu d'un Mémoire, et je n'en avais pas le loisir; et on ne me demandait pas un livre.

Cette dernière supposition mise en honneur par Haller et fécondée par le génie de Bichat, tomba aux mains de M. Broussais qui sut l'entourer du double prestige d'une grande renommée soutenue d'un talent incontesté.

Mais ce n'était qu'une hypothèse, renversée par l'observation, de la manière suivante.

Il est incontestable que dans les maladies scrofuleuses, les solides, les liquides et les propriétés vitales des tissus malades sont altérés. On en trouve la preuve dans les engorgemens glandulaires, cutanés et sous-cutanés qui se produisent en pareil cas; dans les suppurations et les désorganisations qui en sont la conséquence; dans les différentes altérations que présente aussi le système osseux, altérations qui ont pour point de départ le simple gonflement du périoste et pour point d'arrivée le rachitisme ou l'ostéo-malaxie. Mais ces altérations des solides, des liquides et des propriétés vitales données pour cause essentielle et primordiale, d'où dépendent-elles? Evidemment, elles ne peuvent avoir que deux sources: ou elles proviennent du milieu qui nous entoure, en d'autres termes, des conditions hygiéniques où nous sommes placés, ou l'homme en puise le germe en lui et dans ses engendreurs. Cette question soulevée par toutes les écoles médicales, et différemment résolue par chacune d'elles, serait encore aussi obscure qu'aux temps les plus reculés, si un homme de génie, le docteur Samuel Hahnemann, ne s'en était emparé avec toute la puissance que donnent une logique assurée, un esprit d'observation que les suppositions les plus brillantes ne sauraient mettre en défaut, et une méthode d'autant plus sévère qu'elle reposait sur des principes bien arrêtés, principes que personne, jusqu'ici, n'a contestés d'une façon un peu sérieuse.

Des principes admis et professés par le docteur Hahnemann, on peut conclure :

1° Que la *cachexie scrofuleuse* résulte toujours d'une infection générale de l'organisme par un miasme ou virus ;

2° Que le miasme ou le virus psorique dégénéré, autrement dit transformé et transmis héréditairement, est la cause essentielle de cette maladie ;

3° Que les conditions hygiéniques, comme la misère, la malpropreté, une nourriture malsaine, l'habitation de lieux insalubres et les latitudes froides et humides, etc., constituent autant de conditions qui favorisent le développement des scrofules sans jamais suffire à les faire naître ;

4° Que par conséquent, la cachexie scrofuleuse ne peut être détruite chez les sujets qui en sont atteints, qu'à la condition de détruire le virus lui-même, cause de si grands désordres ;

5° Que ce virus cède nécessairement à l'emploi de médicamens spécifiques en rapport d'homogénéité avec les formes diverses que les scrofules peuvent revêtir chez les différens sujets.

6° Que le traitement hygiénique, utile auxiliaire des moyens thérapeutiques, a pour double but de favoriser l'action des médicamens, et d'empêcher le virus psorique ainsi dégénéré d'étendre ses ravages.

Or, les diverses considérations de l'état des solides, des liquides et des propriétés vitales, chez les sujets scrofuleux, sans être abandonnées par la doctrine dont je viens de retracer quelques uns des principes, n'occupent plus qu'un rang secondaire, dominées qu'elles sont par la question étiologique et par celle de la spécificité des agens thérapeutiques.

Cette manière d'envisager le sujet conduit directement à des applications pratiques jusqu'ici inespérées. S'élevant au dessus des considérations anatomiques et physiologiques qui ont embarrassé la marche des praticiens, elle néglige toute spéculation sans rapport direct avec la guérison de ces maladies ; sans d'autre guide que l'observation, elle abandonne toute hypothèse sur la nature intime des scrofules pour concentrer son attention sur les symptômes qui décèlent leur présence, les causes saisissables qui les engendrent et les moyens spécifiques capables d'anéantir la cause, et conséquemment de triompher des symptômes.

Je vais établir la supériorité de la doctrine homœopatique dans la classe de maladies qui m'occupe en ce moment, supériorité que j'induirai d'une plus grande certitude dans le diagnostic, et d'une plus grande puissance dans l'emploi des moyens thérapeutiques et hygiéniques.

CHAPITRE PREMIER.

DIAGNOSTIC DES MALADIES SCROFULEUSES.

§ Ier.

Qu'est-ce que la cachexie scrofuleuse?

J'ai déjà dit qu'il existait trois manières de considérer la maladie scrofuleuse; que les uns y avaient vu une prétendue faiblesse d'un système organique ou de l'économie tout entière, tandis que d'autres la considéraient comme une sub-inflammation des vaisseaux blancs, et que d'autres la croyaient dépendre de l'abondance, de l'épaississement ou de l'acidité de la lymphe.

Voilà les trois opinions qui luttent entre elles sans qu'aucune puisse l'emporter définitivement sur les autres. En effet, si vous observez un sujet arrivé à l'état de scrofules bien constatées, il est impossible de dire que la lymphe, les tissus solides qui la charrient, les organes glanduleux ou d'élaboration qu'elle traverse, soient dans leur état normal. Cette impossibilité résulte, comme nous le verrons bientôt, de ce qu'il n'est pas un seul symptôme de scrofule qui ne soit accompagné d'un changement dans la texture de l'organe affecté, et d'un changement correspondant dans les fonctions départies à l'organe malade.

Que vous observez un sujet atteint de constitution scrofuleuse sans qu'il y ait chez lui aucune prédominance morbide assez tranchée pour que vous puissiez dire qu'un semblable sujet soit actuellement atteint de l'une des formes quelconques des scrofules, cette constitution se décèle à son tour par des prédominances organiques qui portent à la fois sur les solides, les liquides, et les propriétés vitales.

Quelques exemples suffiront à éclaircir ma pensée.

On reconnaît pour atteint de constitution scrofuleuse, celui dont le nez est gros et court, les mâchoires plus larges et plus fortes qu'elles ne le sont ordinairement, la tête trop grosse relativement aux autres parties du corps, les cheveux blonds, le visage bouffi, recouvert d'une peau fine, transparente, blanche, légèrement rosée, dont les yeux sont ordinairement bleus et la pupille dilatée; dont la lèvre supérieure est un peu épaisse, le nez souvent gonflé, rouge, luisant, dont tout le corps paraît bien nourri, quoique les chairs soient molles et flasques, dont le bas-ventre est gonflé et plus dur qu'il ne devrait être.

A ces traits donnés pour caractéristiques de la constitution scrofuleuse par un praticien long-temps respecté (1), qui pourrait méconnaître une altération simultanée des solides, des liquides et de l'action physiologique de la plupart des fonctions?

Prenons ensuite les différentes formes de la scrofule cutanée, comme les croûtes de lait et les différentes espèces de teigne, les endurcissemens de la peau, et les

---

(1) Huffeland, *de la maladie scrofuleuse*.

abcès celluleux qui leur succèdent ou les accompagnent, les tubercules de la peau et les suppurations qu'ils entraînent après eux ; examinons aussi la scrofule muqueuse qui se dessine si bien dans l'ophthalmie et l'otorrhée, les croûtes du nez et le coryza qui les accompagne, dans l'amygdalite et les différentes angines du même ordre, les fièvres dites muqueuses et le carreau ; puis examinons encore la scrofule glanduleuse ou osseuse ; dans tous ces cas, peut-on nier l'altération simultanée des solides, des liquides et des propriétés vitales ?

Personne ne l'oserait en se tenant dans les limites rigoureuses de l'observation, puisqu'aussitôt qu'apparaissent les traits caractéristiques de la constitution dite scrofuleuse, ou l'une des formes de cette terrible maladie, aussitôt il est facile de constater des altérations anatomiques et physiologiques. Il n'y a donc aucun motif plausible d'embrasser de préférence ou l'opinion des solidistes, ou celle des humoristes, ou celle des vitalistes, et il faudrait renoncer à déterminer avec rigueur le véritable caractère de cette cachexie, s'il n'existait d'autres sources auxquelles cette détermination pût être empruntée.

Cependant, un médecin attaché à l'hôpital des Enfans, de Paris, M. A. C. Baudelocque, a cru pouvoir trancher la difficulté en plaçant le point de départ de la maladie dans les humeurs. Il se fonde sur ce que, dans sa pensée, la cause essentielle des scrofules dépend d'une viciation de l'air atmosphérique par défaut de renouvellement, par défaut de lumière, excès d'humidité, par changement dans la proportion de ses principes constituans et par la présence des miasmes. « L'on cherche » à expliquer, dit-il, la manière d'agir de cette cause » reconnue indispensable, on trouve qu'elle doit donner » lieu à une hématose vicieuse, imparfaite. Le sang n'a » acquis les qualités nécessaires à l'entretien de la vie, » à la nutrition, à la réparation des organes, que quand, » après avoir été mélangé avec la lymphe et le chyle, » il a été mis en contact avec l'air atmosphérique, que » quand il a subi l'élaboration des poumons, etc. » (1)

Ne nous laissons pas séduire par le côté ingénieux d'une semblable hypothèse. S'il était vrai que la cause indiquée fût indispensable à la production des scrofules, il ne le serait pas moins qu'aucun des sujets soumis à cette cause n'échapperait à la maladie. Dès lors, aucun des privilégiés de la fortune n'en serait atteint. Car, aucun d'eux ne vit dans un milieu atmosphérique dont l'air soit habituellement vicié par *défaut de renouvellement, par défaut de lumière, excès d'humidité, par changement dans la proportion des principes constituans, et par la présence de miasmes*. Pour ceux qu'entourent tous les biens de la vie, les habitations, les voyages, les mille soins dont on les entoure, suffiraient à écarter l'infection scrofuleuse, et par contre, tous les individus des classes déshéritées de la fortune en seraient frappés. Il n'en est pas ainsi. Dans les grandes villes comme Paris

(1) *V.* le *Traité de pathologie générale* de Dubois d'Amiens.

et Londres, on peut dire que, toutes choses égales d'ailleurs, il y a autant et plus de sujets écrouelleux dans les classes supérieures que dans les classes inférieures. Aussi, un autre médecin, placé dans la même sphère d'observation que M. Baudelocque, dont l'expérience est plus ancienne, M. Guersent, admet volontiers que les causes indiquées sont plus ou moins efficaces, mais que seules elles ne suffisent pas. Il veut, en outre, qu'elles rencontrent dans les individus un état particulier des solides et des liquides vivans propre à la production de la maladie ; et M. Dubois d'Amiens ajoute, avec beaucoup de raison, qu'en raisonnant d'après cette hypothèse, il resterait à déterminer quelles sont les causes primitives qui auraient amené chez ces individus cet état particulier (1).

J'avoue, avec ce dernier auteur, que l'opinion de M. Guersent était beaucoup trop vague, puisqu'elle indiquait une ou plusieurs causes primitives sans rien préciser à leur égard; mais, d'un autre côté, on ne peut adopter l'opinion moitié humoriste et moitié vitaliste de M. Baudelocque, puisque l'observation la dément et qu'elle repose sur une explication physiologique, vraie en elle-même, bien qu'inapplicable au cas dont il s'agit.

Il est effectivement vrai que, sous l'influence d'une hématose vicieuse, la composition des solides et des liquides se modifie au point d'amener chez les sujets qui y sont exposés de véritables états pathologiques. Mais dans

(1) Voyez le *Traité de pathologie générale* de Dubois d'Amiens.

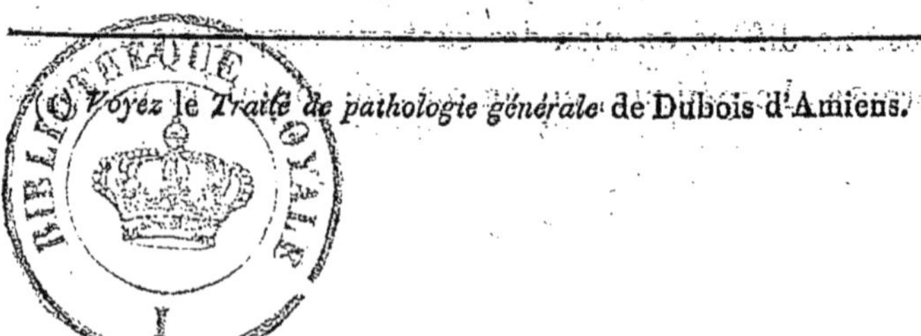

le cas où cette viciation de l'hématose n'aurait amené que le simple développement de la constitution scrofuleuse, il devrait suffire de soustraire les sujets à un pareil milieu atmosphérique pour qu'aussitôt, la cause cessant, l'effet s'effaçât à son tour : c'est ce qui n'a pas lieu. J'ai vu beaucoup de sujets atteints de tempérament dit écrouelleux, transportés de nos climats tempérés dans les contrées plus salubres de l'Italie, voyager pendant plusieurs années dans les pays chauds, et en revenir tout aussi scrofuleux qu'ils en étaient partis. Ainsi, l'hématose vicieuse dont on a argué n'est point la cause essentielle des scrofules, mais seulement une occasion de développement, au même titre que la misère, la malpropreté, une mauvaise alimentation, des travaux excessifs, au même titre, en un mot, que toutes les privations auxquelles l'homme puisse être soumis.

Il faut donc, je le répète, aller puiser à d'autres sources si on veut déterminer le véritable caractère de la maladie qui nous occupe.

Je pose en fait que la maladie scrofuleuse est une cachexie résultant d'une infection miasmatique de l'organisme, transmise héréditairement, et voici sur quelles preuves s'appuie l'opinion que je défends.

Par *cachexie*, les pathologistes entendent un état de l'organisme dans lequel toutes les parties du corps sont formées d'élémens de mauvaise nature ; ou, comme le dit M. Dubois d'Amiens, un édifice construit avec de mauvais matériaux. Sous ce rapport, la maladie scrofuleuse ne diffère en rien des cachexies syphilitique, cancéreuse, herpétique, en un mot de toutes les maladies générales. S'il est vrai que les causes qui favorisent son développement, que les tissus sur lesquels son action se déploie, la manière dont elle les modifie, les lésions organiques qu'elle entraîne et les moyens thérapeutiques qu'elle réclame ne sont pas les mêmes, cela constitue des différences de forme qui ne tiennent en rien au fond des choses.

Mais la cachexie scrofuleuse offre avec les autres maladies générales des liens de parenté assez étroits, pour qu'en la considérant dans sa nature essentielle, il soit permis de l'assimiler à ces dernières.

De même que dans toutes les autres cachexies, il n'est pas un seul organe, pas un seul appareil qui soit à l'état normal chez un sujet atteint d'écrouelles, il n'est pas une de ses fonctions qui s'exécute avec aisance et liberté. Ce premier caractère ressortira avec évidence du tableau que je donnerai plus loin de la constitution écrouelleuse.

D'un autre côté, en suivant la marche de cette maladie, on la voit affectant des formes très-diverses selon les individus et surtout selon les âges, mais dans ses diverses transformations elle va envahissant des organes plus importans à la vie.

Ainsi, lorsque l'enfant est encore au berceau, les scrofules portent surtout leur action à la peau, et les formes les plus usitées qu'elles affectent sont les croûtes de lait et les oreillons. Quelquefois cependant, mais ces cas sont bien plus rares, l'ophthalmie scrofuleuse, les croûtes au nez et le gonflement de cet organe se montrent dès l'origine. Pendant un temps plus ou moins long ; il semble que la maladie soit vaincue, car, une fois la première dentition passée, la scrofule ne se décèle généralement par aucun symptôme important. Mais à l'époque de la seconde dentition arrivent les engorgemens glandulaires du cou et de la mâchoire inférieure chez un grand nombre; chez d'autres, le carreau ou atrophie mésentérique, chez quelques-uns le gonflement des extrémités des os longs, leur ramollissement et, comme conséquence, de vicieuses incurvations. Ces désordres continuent de se produire avec des alternatives plus ou moins marquées de mieux et de pis jusqu'à l'âge de puberté, époque où les scrofules se dessinent surtout sous trois formes principales. Ce sont les déviations de la colonne vertébrale, plus fréquentes chez les jeunes filles que chez les jeunes garçons, l'angine scrofuleuse avec induration des amygdales, et enfin, la phtisie pulmonaire. Une fois accomplie la révolution physiologique que l'âge de puberté entraîne dans les deux sexes, il semble encore que la maladie soit vaincue; l'organisme prend le dessus, parce que le développement de la vitalité est en excès chez tous les hommes à ce moment. Mais au bout de quelques années il se présente des désordres nouveaux qui, pour ne plus être scrofuleux, quant à la forme de leurs symptômes, sont cependant de même nature, en ce sens qu'ils relèvent de la même cause. Ce sont des affections gastro-intestinales qui résistent à tous les moyens antiphlogistiques ou autres que l'art déploie contre eux; chez les femmes, des leucorrhées abondantes et les dérangemens de la menstruation ameneront des maladies très-variées, mais aussi très-sérieuses, des organes génitaux; chez les deux sexes, des affections catarrhales des bronches et du nez offrant une ténacité très-grande.

Dans cette marche de la maladie scrofuleuse que tous les observateurs ont pu observer, qui pourrait nier que toujours elle va jetant des racines de plus en plus profondes dans l'organisme, et qu'elle se porte de la circonférence au centre, attaquant, à mesure que l'homme vieillit, des organes ou des appareils de plus en plus importans à la vie? C'est aussi la loi de développement de l'infection syphilitique qui, se décelant à l'origine par de simples altérations des organes génitaux, finit par envahir les muqueuses et même le système osseux, et qui ne se reporte à la peau que pour y prendre le caractère de dartre rongeante et rapidement désorganisatrice.

Le mode de communication de ces diverses maladies n'est pas moins remarquable que leur marche. Si le coït est la condition nécessaire de toute infection syphilitique, c'est encore par voie de génération que les scrofules et les dartres se transmettent.

Sur cinquante-cinq scrofuleux que j'ai reçus depuis dix mois au dispensaire homœopathique que je dirige à Paris, il n'en est pas un où je n'aie constaté de la manière la plus positive, chez les parens, l'existence de maladies semblables quant au fond, bien que différentes dans la forme, ou une infection psorique antérieure, mal traitée et conséquemment mal guérie, ou plusieurs infections généralement considérées comme vénériennes et qui furent également soignées avec beaucoup de légèreté.

Je donne comme un fait invariable et que pourra vérifier quiconque saura interroger ses malades avec soin, que jamais scrofule ne se développerait sur un individu qui n'en aura pas reçu le germe de ses parens au moment où la conception a eu lieu. Depuis trois ans bientôt que je donne des soins à un assez grand nombre d'indigens de Paris, ce fait m'a été facile à constater. Pendant cet intervalle, j'ai reçu quatre cent vingt-huit malades à mon dispensaire, et les scrofules se sont présentées dans la proportion de quatre-vingt-cinq sur quatre cent vingt-huit; c'est-à-dire, un peu moins d'un cinquième. Mais je ferai observer que je n'ai noté comme étant atteints de scrofules que les jeunes sujets présentant des affections ainsi dénommées dans l'ancienne médecine. Or, il est une foule de maladies chroniques des adultes qui ne sont en définitive que la conséquence de maladies scrofuleuses antérieures, et qui, relevant de la même cause, doivent être assimilées à ces dernières. C'est au moins l'opinion que doivent partager tous ceux qui ont pu se familiariser avec les doctrines de Hahnemann, de cet homme aussi puissant par l'esprit d'observation que par la force d'invention.

Eh bien! chez tous ces jeunes scrofuleux, il m'a été possible de constater le caractère héréditaire, mais dans les conditions suivantes: 1° Sur vingt malades, j'ai pu établir que les parens avaient été atteints de gale antérieurement à la conception de l'enfant soumis à mon observation; 2° que cette gale avait été uniquement traitée par des moyens externes, comme frictions avec la pommade soufrée, ou frictions avec des pommades composées d'herbes sans aucune vertu appropriée à la gale, voire même chez les anciens militaires de simples frictions avec la poudre à canon; 3° que consécutivement à la disparition de l'éruption psorique, des incommodités très-diverses et souvent des éruptions à la peau reparaissant aux changemens de saison, venaient de loin à loin déceler la présence du miasme psorique chez les engendreurs; 4° sur vingt-cinq autres malades, il me fut impossible d'établir l'existence d'une gale antérieure chez leurs parens; mais il n'en était aucun dont le père ou la mère ne fussent de constitution scrofuleuse et n'aient été atteints de l'une ou de l'autre des formes de cette maladie dans leur enfance ou dans leur jeunesse; aucun de ces parens n'était sain lui-même au moment où il consultait pour son enfant, et tous étaient en proie à une maladie chronique dont l'origine devait nécessairement être rapportée à une maladie scrofuleuse qui avait précédé; 5° trente-deux autres jeunes scrofuleux étaient nés de parens qui n'avaient eu ni gale ni scrofules bien évidens dans leur jeunesse, mais dont le père et la mère avaient été atteints d'écoulemens leucorrhéiques ou blennorrhagiques d'une grande intensité et surtout d'une persévérance inouïe; ou ces écoulemens avaient été négligés, parce qu'offrant peu de douleur ils étaient considérés par les malades comme de peu d'importance; ou ayant été traités par la méthode antiphlogistique, ou par des moyens empiriques, ils n'avaient été soumis à aucun médicament spécifique, seul moyen d'en triompher. Chez les autres malades, il me fut impossible d'établir avec rigueur le caractère héréditaire de la maladie; mais l'absence de renseignemens suffisans ne prouve rien contre la thèse que je défends, surtout en regard d'un nombre beaucoup plus grand de faits confirmatifs.

Le petit nombre de faits que j'ai cité serait sans doute insuffisant si je ne pouvais m'appuyer que de mon expérience personnelle; par bonheur, elle se trouve confirmée par l'expérience de tous les observateurs dont l'attention a été éveillée sur ce point. Déjà, dans la médecine allopathique, les meilleurs esprits ont signalé l'hérédité au nombre des causes essentielles des scrofules. Mais ignorant la magnifique conception de Hanhemann sur les maladies chroniques, l'hérédité est restée vague dans leur esprit, ils n'ont pu la préciser et la définir en la qualifiant. De là vient que d'autres l'ont niée. On voulait que les scrofules succédassent aux scrofules, ce qui est loin d'avoir toujours lieu; tandis qu'il faut voir dans cette cachexie l'une des formes principales d'infection psorique et très-probablement sycosique, peut-être même l'une des formes de l'infection syphilitique dégénérée. Très-souvent aussi il faut la considérer comme résultant de l'alliance de deux de ces virus et quelquefois de tous les trois. En interrogeant les malades de ce point de vue, il est impossible de ne pas reconnaître que l'affection scrofuleuse dépend toujours et avant tout de la cause que je viens d'indiquer, et qu'elles se transmettent exclusivement par voie de génération. Les moyens thérapeutiques employés n'infirment pas cette proposition. Le soufre et le mercure, moyens essentiels pour la guérison de la gale et de la syphilis, sont toujours utiles, comme nous le verrons, dans le traitement de la cachexie scrofuleuse, mais ils ne suffisent pas. Cela tient à ce que la maladie ayant changé de forme, elle réclame des spécifiques en homogénéité d'action avec les symptômes qu'elle présente; ceci sera expliqué plus au long dans la deuxième partie de ce mémoire.

§ II.

Etiologie de la cachexie scrofuleuse.

Etudier la nature d'une maladie, c'est en rechercher la cause, car, de la modification essentielle et profonde que subit la vie dans la production d'une maladie quelconque, nous ne savons rien et nous ne saurons jamais rien. Par bonheur cette connaissance n'importe pas au traitement. Pour ce dernier, il suffit de connaître les conditions, soit organiques, soit hygiéniques, capables de donner naissance à la maladie qu'on étudie, et d'apprécier la valeur de chacune d'elles.

La cause profonde, nécessaire, indispensable de la cachexie scrofuleuse ayant été déterminée plus haut, il s'agit maintenant d'apprécier la valeur relative des causes accidentelles qui favorisent ou contrarient son développement.

Je parle de causes accidentelles, et par là j'entends les variations du milieu atmosphérique, toujours insuffisantes à rendre un sujet scrofuleux, mais très-suffisantes pour ajouter une plus haute gravité à l'état de celui qui en est atteint.

De ce nombre sont la malpropreté, une alimentation insuffisante ou de mauvaise nature, le climat et certaines localités dans un même climat.

Il serait inutile d'insister longuement sur les deux premières causes. On ne saisit pas, en effet, le lien nécessaire qui existe entre la malpropreté, si loin qu'elle s'étende, et la maladie scrofuleuse. S'il s'agissait ici d'affections pures et simples de la peau, même de dartres, on concevrait que la malpropreté pût les engendrer, bien qu'il n'en soit jamais ainsi. Mais aucun rapport logique ni aucun fait expérimental ne peuvent établir la concordance entre le rachitisme et la malpropreté, le carreau et la cause dont il vient d'être parlé. Cependant, un sujet scrofuleux étant donné, il est très-vrai que, surtout dans le cas de scrofule cutanée, l'absence des soins de propreté favorise le développement de la maladie ; mais ce n'est qu'un accident de la plus faible importance, et auquel il est trop facile de remédier pour qu'il mérite une grande considération.

La mauvaise alimentation veut être prise plus au sérieux. La cachexie scrofuleuse consistant en une organisation composée de mauvais matériaux, et ayant pour caractère une assimiliation vicieuse, il est évident que si on ajoute encore aux vices de l'assimilation par une nourriture trop peu abondante ou de mauvaise nature, les scrofules doivent acquérir une nouvelle intensité, un plus haut développement. Deux faits expérimentaux le démontrent. Il a souvent suffi de changer le régime des sujets atteints de scrofules pour que la maladie fût enrayée dans sa marche et qu'une partie des symptômes, mais il est vrai les moins importans, vinssent à s'effacer. Toutes choses égales d'ailleurs, les maladies scrofuleuses ont une marche moins rapide et surtout moins meurtrière chez les enfans des classes riches, dont la nourriture est à la fois plus réparatrice, mieux choisie et moins irritante, que chez les enfans des classes pauvres.

Jamais, cependant, un changement dans le régime n'a suffi à vaincre la cachexie scrofuleuse; mais dans tous les cas, on a trouvé dans ce moyen hygiénique un heureux auxiliaire du traitement, auxiliaire d'autant meilleur que de semblables malades éprouvent un besoin considérable de réparer leurs forces toujours en défaut, et qui s'épuisent avec une extrême facilité. Ce point d'étiologie ressortira avec encore plus d'évidence lorsque nous parlerons du traitement.

Reste donc l'influence du climat. Il est généralement admis que les scrofules sont incomparablement plus graves et plus fréquentes dans les contrées froides et humides que dans les pays chauds et secs. Cette observation, confirmée par le témoignage de tous les praticiens sans exception, a même été considérée par plusieurs d'entre eux comme suffisant à les produire.

Buchan, Samuel Cooper et M. Guersent croient avoir

remarqué que plusieurs enfans transportés des Indes orientales, des Indes occidentales et de l'Amérique, en Angleterre et en France, y sont venus succomber aux scrofules et à la phthisie pulmonaire. Dans l'ouest de la France, on rencontre beaucoup plus de scrofuleux que dans les autres parties de ce royaume; et en comparant entre elles les différentes nations européennes, on sait que les pays brumeux, comme les Pays-Bas et l'Angleterre, en présentent incomparablement plus que les pays méridionaux, comme l'Espagne, l'Italie, le Portugal. On sait aussi que dans un même pays, ce sont les grandes villes et surtout celles qui sont situées sur le bord des rivières, auprès des canaux et des étangs, qui offrent le plus de scrofuleux; et dans une même ville, la maladie qui nous occupe exercera plus de ravages dans les quartiers populeux, où les habitans sont entassés dans des lieux étroits, infects, et dont l'air n'est pas renouvelé.

Ainsi, tout concourt à démontrer l'influence immense du climat et des différentes qualités de l'air atmosphérique sur le développement des scrofules; mais, encore une fois, ces causes ne sont qu'accidentelles, elles ne suffisent point à démontrer l'origine et la perpétuation de cette maladie.

En même temps que les conditions de climat qui se trouvent réunies dans les grands centres de population, dans les villes situées sur les bords des fleuves, des canaux et des étangs, dans les contrées qui, à l'exemple de la Hollande et de l'Angleterre, sont généralement froides et humides, et dans les classes inférieures des grandes villes, d'autres conditions nous ramènent à la thèse que j'ai soutenue.

Les capitales de l'Europe sont, en général, les contrées où existe le plus de renouvellement dans la population. Les rapports multipliés que le commerce et les relations de toutes sortes établissent entre leurs habitans et les étrangers, y créent une existence passionnelle qui a pour résultat un extrême relâchement dans les mœurs. C'est dans ces villes qu'il y a le plus de copulations impures. Je donne comme un fait certain, et que l'observation m'a maintes fois confirmé, qu'un grand nombre de sujets ont été atteints de la gale à Paris à l'époque des deux invasions de la France par les armées alliées, et que beaucoup d'entre eux ont donné naissance à des sujets scrofuleux. Ce qui est vrai des capitales de l'Europe, l'est aussi des pays commerçans et maritimes, comme la Hollande et l'Angleterre; et si dans les départemens de l'ouest de la France, qui abondent en scrofules, la cause indiquée ne paraît pas avoir le même degré d'évidence. Cela s'explique par l'impuissance du traitement usité, qui, n'ayant jamais d'effet directement curatif, se borne à faire taire certains symptômes ou quelques groupes de symptômes, en laissant subsister le germe qui se transmet du père à l'enfant. Une fois que le germe existe, il se développe avec une extrême rapidité toutes les fois qu'il rencontre des conditions favorables à son développement, et les climats froids et humides sont les premières de ces conditions.

En vain objecterait-on les faits, rapportés par Buchan, Samuel Cooper et M. Guersent, de jeunes Indiens et des jeunes Américains qui n'ont dû de succomber aux scrofules et à la phthisie pulmonaire, qu'à leur translation d'un climat chaud dans un climat qui l'était moins.

Déjà nous avons reconnu que la douceur et la sécheresse de la température avaient cette influence palliative qui permet à la maladie d'arrêter sa marche. Mais il est également reconnu que chez les habitans des pays chauds, la gale et la syphilis sont très-répandues, bien qu'elles y exercent de moindres ravages. On sait, par exemple, qu'en Espagne la blennorrhagie cause fort peu d'incommodité aux sujets qu'elle affecte, à ce point que beaucoup vivent avec cette affection pendant de longues années, sans prendre presque aucune précaution. Mais s'ils viennent à passer sous une latitude plus froide, aussitôt des accidens se développent, et de stationnaire et bénigne qu'elle était, la blennorrhagie devient intense. Ceci est également vrai de la syphilis et de la gale dans les régions équatoriales. Comment donc ne pas voir, dans le développement des scrofules chez les habitans des pays méridionaux qui passent brusquement sous nos latitudes, une raison qui explique l'apparition des scrofules? N'est-ce pas, au contraire, un caractère de plus d'une commune origine entre la maladie scofuleuse et les maladies miasmatiques auxquelles je les compare? D'ailleurs, si le climat était une condition suffisante, nul n'échapperait à son action, et il n'est pas vrai que tous les Américains, tous les Brésiliens et tous les Indiens qui viennent en Europe soient victimes de la maladie scrofuleuse ou de la phthisie pulmonaire.

On explique, je le sais, cette différence par la *prédisposition individuelle,* être mystérieux qui n'explique rien, n'éclaire rien, accuse l'ignorance de ceux qui s'appuient sur elle. Mais cette prédisposition, derrière laquelle on se retranche, ne peut aussi rester dans le vague et l'indéfini, avec d'autant plus de raison que le caractère psorique de la cachexie scrofuleuse a été suffisamment établi plus haut.

Ce n'est donc qu'en détruisant le miasme, cause première des scrofules, qu'on parviendra à éteindre cette cruelle maladie, et plus loin j'en fournirai les moyens. Il ne s'agit, en ce moment, que de déterminer l'influence des causes accidentelles qui aggravent cette maladie. L'alimentation et les climats sont les deux conditions générales qui aggravent sensiblement les scrofules. S'il est toujours facile de remédier à la première, il en va tout autrement de la seconde. Aussi est-ce un devoir pour les individus de se soumettre à un traitement spécifique, le seul propre à vaincre cette cachexie ; est-ce un devoir pour les gouvernemens auxquels le bonheur des nations est confié d'en détruire jusqu'à la plus légère trace chez les enfans qui peuplent les établissemens d'éducation et les grandes écoles soumis à leur autorité.

§ III.

Formes différentes de la cachexie scrofuleuse.

J'ai dit que les scrofules n'étaient point identiques à elles-mêmes chez tous les individus et dans tous les âges ; j'ai donc à indiquer ici les formes qu'elles peuvent revêtir.

On distingue généralement six formes principales dans cette maladie. Ce sont :

1° La scrofule celluleuse,
2° La scrofule cutanée,
3° La scrofule glanduleuse,
4° La scrofule muqueuse,
5° La scrofule séreuse,
6° La scrofule osseuse.

Par ces dénominations, il faut entendre que la maladie dont je parle porte plus particulièrement son action sur les systèmes organiques énumérés, sans jamais se faire illusion au point de croire que les autres systèmes soient sains, ceux-là étant à l'état pathologique. En adoptant les catégories précédentes, je n'ai donc voulu indiquer que des prédominances. Je retracerai les caractères distinctifs de chaque groupe ; mais, avant tout, je dirai deux mots de la *constitution scrofuleuse* proprement dite, sorte de tempérament admis des auteurs, qui ne serait ni la santé ni la maladie, mais une sorte d'intermédiaire entre ces deux états, une transition de l'un à l'autre.

Dans les paragraphes précédens, j'ai déjà parlé de la constitution scrofuleuse, et j'ai argumenté sur elle comme si je croyais à son existence, et cependant je la nie de la manière la plus formelle. Ceci demande explication.

Ce qu'on nomme constitution scrofuleuse n'est autre chose que cette maladie sans prédominance marquée sur un organe plutôt que sur un autre. On en retrouve tous les caractères chez les sujets trop jeunes encore pour avoir été atteints de l'une des formes générales des scrofules et chez ceux qui, ayant déjà subi l'une d'elles, sont à cet état qu'en homœopathie on désigne par les mots de *psore latente* ou d'*incubation*.

L'un des caractères qui distinguent les maladies chroniques des maladies aiguës, c'est que les premières ne suivent jamais une marche continuelle comme les secondes. Les maladies aiguës, du moment de leur invasion à celui de leur guérison ou de leur terminaison fatale, parcourent des périodes d'augment et de déclin qui se succèdent sans interruption; tandis que les maladies chroniques offrent des intervalles quelquefois assez longs qui, sans être la santé, en imposent aux malades et souvent au médecin au point de faire croire à la guérison. C'est le cas de la phthisie pulmonaire qui souvent reste latente pendant des années entières, lorsque déjà elle avait manifesté sa présence. C'est aussi le cas des scrofules, qui offrent des intermissions quelquefois très-longues.

Dans ces momens de répit, le malade présente la plupart des caractères donnés par Huffeland et bien d'autres dont il ne fait pas mention, et cependant on ne peut le dire atteint d'aucune des formes des scrofules. Ce serait le cas de poursuivre l'ennemi avec d'autant plus de persévérance et d'activité qu'il offre une plus large prise aux ressources de l'art; mais en raison de l'apparence de santé dont jouit le malade, en raison de l'absence d'une prédominance symptomatologique quelconque, les médecins s'arrêtent jusqu'à ce que la maladie se montre plus audacieuse qu'auparavant.

Ces caractères de la constitution scrofuleuse constituent précisément l'état de cachexie ou de diathèse qui sont le fond de la maladie, mais ce ne sont ni une constitution ni un tempérament. En effet, s'ils constituaient ce qu'on désigne par ces mots, ils seraient exclusifs de toute autre constitution, tandis qu'au contraire ils s'allient à tous les tempéramens possibles. Ainsi, on retrouve tous les signes de la prétendue constitution scrofuleuse sur des sujets lymphatiques, sanguins, bilieux et nerveux. Les cheveux blonds, les chairs molles et flasques, les formes arrondies et le gonflement désharmonieux des extrémités des os longs, une certaine paresse intellectuelle unie à la souplesse, à la pénétration de l'esprit et à la vivacité de l'imagination, donnés pour attributs du tempérament lymphatique et le caractérisant en effet, se rencontrent chez des sujets que les scrofules n'ont jamais atteints, tandis qu'on rencontre des sujets scrofuleux, à cheveux noirs et d'un noir d'ébène, à teint vif et animé, à chairs fermes et résistantes, à formes musculeuses bien dessinées, chez lesquels la prédominance hépathique est nettement prononcée, en même temps que d'autres offrent tous les attributs du tempérament nerveux.

C'est la connaissance de ce fait qui faisait admettre à M. Guersent une certaine prédisposition particulière qu'il ne qualifiait pas, et qu'explique si bien la transmission héréditaire de la *psore* et peut-être aussi de la *syphilis* et de la *sycose*. Que font à ces virus les différences de tempérament? Le propre d'un virus ou d'un miasme n'est-il pas de frapper tous les organismes d'une manière fatale et nécessaire? Dire ensuite que le tempérament lymphatique est la condition organique la plus défavorable qu'un scrofuleux puisse présenter, personne ne le nie. Mais il ne faut pas créer un tempérament nouveau en regard de ceux qui sont reconnus, et croire à l'existence d'une constitution scrofuleuse, lorsque les signes par lesquels elle se décèle sont de véritables symptômes morbides. Autant vaudrait dire que le teint jaune paille, attribut de la cachexie cancéreuse, est le signe d'une constitution cancéreuse à laquelle personne n'a songé, et que les dartres furfuracées du visage indiquent une constitution herpétique. Huffeland et les nombreux auteurs qui l'ont imité, ont donc commis une faute qu'il importait de relever. Passons maintenant aux caractères distinctifs des différentes formes que les scrofules peuvent revêtir.

A. Scrofule celluleuse. Elle se présente sous la forme d'*abcès écrouelleux*, ou sous la forme d'*induration du tissu cellulaire*. A cet état, le système glanduleux ne participe point.

Dans le cas d'abcès, on en observe parfois de peu considérables et en petit nombre ; d'autres fois, c'est une véritable diathèse purulente, se produisant sans engorgement ni inflammation préalable. Toujours on les rencontre sous la forme de tumeurs molles, arrondies, indolentes, circonscrites et sans changement de couleur à la peau. La santé des malades n'en est pas sensiblement troublée. Ces abcès offrent de l'analogie avec ceux qui ont reçu la dénomination de *dépôts de gale*, bien que dans ce dernier cas il y ait des symptômes de réaction générale qui manquent généralement ici.

D'ordinaire, la matière purulente réunie dans le foyer se forme une sorte de kyste aux dépens du tissu cellulaire. Lorsqu'elle n'est point résorbée, le traitement homœopathique a puissance d'amener cette résorption dans un temps plus ou moins long. On voit la peau rougir au centre de la tumeur ou vers sa partie la plus déclive, passer au violet et s'amincir. Au bout de ce temps, elle se perfore et donne issue à une matière blanche caillebotée, comme caséeuse, ou à un liquide séreux jaunâtre. Des fistules ou des ulcères plus ou moins profonds sont la suite de pareils abcès. Souvent aussi, les tumeurs molles, fluctueuses, laissent couler un pus de bonne qualité, une partie de la peau enflammée et amincie se détruit entièrement et donne lieu à des ulcères superficiels. Souvent encore le tissu cellulaire est profondément affecté dans le voisinage des ganglions lymphatiques, bien que ceux-ci restent intacts. Je ne parle, en ce moment, que des ulcères scrofuleux idiopathiques. Il est bien entendu que très-souvent ils sont symptomatiques de la scrofule osseuse, dont il sera question plus loin.

Le 10 novembre 1835, je fus consulté pour un enfant de quatre ans, demeurant à Boulogne sur Seine, de constitution scrofuleuse, ainsi qu'on dit communément. Depuis sa sortie de nourrice, cet enfant était sous l'empire d'une diathèse d'abcès scrofuleux, telle que tous les trois mois il survenait un abcès nouveau suppurant avec une assez grande rapidité, et laissant après lui une cicatrice noueuse. Les systèmes osseux et glandulaire ne participaient en rien à la maladie. L'enfant se portait bien, en ce sens qu'il n'offrait aucun symptôme important d'aucune des trois grandes cavités. Mais au moment où on me l'amena, il avait une gourme assez considérable au cuir chevelu, avec une énorme quantité de poux. Son père et sa mère avaient été atteints de gale, et sa mère avait encore une maladie psorique dont les symptômes essentiels étaient le soda avec vomissement de sang fréquent, des attaques de nerfs revenant sous l'influence de la plus légère contrariété. Les deux grand'mères de l'enfant avaient succombé à la phthisie pulmonaire. Un traitement antipsorique général et long-temps continué triompha de cette maladie.

L'induration du tissu cellulaire occupe tantôt le tronc, tantôt les membres, et souvent le voisinage des articulations. Sa marche est extrêmement lente, et le plus souvent elle se termine par résolution, surtout lorsque les malades sont soumis à un bon régime hygiénique. Mais quelquefois il se forme des fusées de pus. Alors, surviennent de la chaleur et de la douleur dans les parties affectées, et la peau prend une teinte légèrement rosée qui est plutôt indicatrice d'un obstacle à la circulation du sang, résultant de la compression qu'exerce sur les parties molles le tissu cellulaire induré, que d'un état inflammatoire ou sub-inflammatoire.

J'ai vu un exemple bien remarquable de cet état pathologique, sur une jeune demoiselle de seize ans, dont le tronc était entouré d'une ceinture large d'une main de tissu cellulaire induré dans la partie du tronc correspondant à la région du diaphragme. Cet état morbide était accompagné d'une bouffissure générale considérable, et la sensibilité de la partie indurée était également vive.

B. Scrofule cutanée. Lorsque les scrofules établissent leur siége principal à la peau, elles se présentent sous la forme *d'induration du derme*, sous la forme de *lupus* ou *dartre vive*, et enfin sous la forme *d'abcès cutanés.*

Ces derniers se distinguent des abcès du tissu cellulaire dont j'ai parlé, en ce qu'ils ont leur siége dans l'épaisseur même du derme et qu'ils donnent à la peau une coloration violette. Dès l'origine, ils offrent une sorte de fluctuation sensible au toucher, ils se terminent par résorption ou par suppuration. Dans le premier cas, il reste à la peau une teinte légèrement violacée, surtout visible pendant les fortes chaleurs et les froids rigoureux; dans le second, il s'en écoule un pus sanieux ou séro-purulent, d'où résultent des ulcérations plus ou moins étendues.

Les ulcères scrofuleux n'appartiennent pas seulement aux abcès cutanés, on les rencontre dans tous les engorgemens de même nature qui se terminent par suppuration. Ils ont un caractere *spécifique* qui ne permet de les confondre avec aucune autre ulcération de la peau; ils ne sont ni taillés à pic comme les ulcères syphilitiques, ni fongueux, ni saignans comme les ulcères scorbutiques; ils sont grisâtres, à bords décollés, amincis, et laissent écouler une sérosité jaune ou verdâtre, et quelquefois de la matière tuberculeuse ramollie. Ils ne donnent lieu le plus généralement à aucune réaction fébrile; mais souvent ils sont accompagnés de signes très-évidens de détérioration de l'organisme.

Les indurations du derme consistent en saillies dures, oblongues, arrondies, affectant des formes différentes, et parfois se présentant en petites masses isolées ou accolées comme des grains de chapelet. Le plus souvent elles sont indolentes; mais quelquefois elles s'enflamment et contiennent de petits foyers de pus qui ont leur siége dans le derme, ainsi que M. Guersent l'a remarqué depuis long-temps.

La *dartre vive* ou *lupus* est une affection qui fait le désespoir des méthodes thérapeutiques usitées. M. Baudelocque dit l'avoir observée sur douze malades, dont un seul a guéri. Elle offre des croûtes inégales de forme et d'épaisseur irrégulières, dont les unes sont blanches, les autres jaunes et d'autres brunes. Au dessous de ces croûtes, se trouve une surface rouge dont le tissu est généralement tuméfié et induré; quelquefois il est possible de sentir au dessous une multitude de petites tumeurs, et des tubercules distincts les uns des autres. M. Baudelocque pense que ces tubercules préexistent à la tuméfaction de la peau, que ce sont eux qui l'enflamment et amènent les désorganisations qui en sont la conséquence. Lorsque le lupus est plus avancé, on remarque à la chute des croûtes que la peau est ulcérée, parsemée de végétations, de points rouges et de points opaques.

C. *Scrofule glanduleuse.* On la rencontre surtout dans les ganglions lymphatiques des parties latérales du cou, depuis l'angle des mâchoires jusqu'aux clavicules. Elle se montre aussi aux aisselles, aux aines et sur le trajet des gros vaisseaux des membres. Ces engorgemens se présentent sous la forme de tumeurs molles, indolentes dans les premiers temps, puis dures et rénitentes. Avec le temps aussi, ces engorgemens perdent de leur rénitence, se groupent en masses ou en chapelets adhérens entre eux, et finissent par former des masses énormes, bosselées, inégales, qui envoient des prolongemens jusque dans l'intervalle des muscles situés profondément.

La scrofule glanduleuse affecte une marche très-lente elle peut rester stationnaire pendant des mois et des années, selon que le traitement est plus ou moins bien dirigé; elle se termine par résolution ou par suppuration. Mais un fait important à remarquer et qui renverse toutes les théories de *sub-inflammation* préconisées par la *doctrine physiologique*, qui ne laisse aucun espoir de succès aux doctrines des *solidistes* ou des humoristes, c'est que dans cette forme de la cachexie scrofuleuse, il s'agit de bien autre chose que d'une simple irritation ou d'un simple engorgement des ganglions lymphatiques. Tous les observateurs sont d'accord à y reconnaître la production de matière tuberculeuse à l'état d'infiltration, quelquefois réunie en masses assez volumineuses et quelquefois isolée en petits grains disséminés et consistans. Dans certains cas aussi, on a rencontré dans ces mêmes ganglions un tissu dense, serré, grisâtre, lardacé, criant sous le scalpel et tout-à-fait analogue au tissu squirrheux. Cette dernière considération vient encore à l'appui des doctrines défendues dans ce Mémoire. On sait que les tubercules sont une production anormale qu'aucune inflammation ne saurait produire, qu'aucune viciation des solides, aucune altération primitive des humeurs n'a puissance d'engendrer. La médecine encore dominante les considère comme le résultat d'un vice de nutrition, et, en effet, dans la phthisie et dans les scrofules, la nutrition est viciée, le fait est incontestable. Mais ce vice, d'où dépend-il? Evidemment de l'infection de l'organisme par un ou plusieurs miasmes. J'ai indiqué les témoignages qui tendent à établir cette proposition. Que chacun rappelle à son souvenir les travaux de Laënnec, de MM. Andral, Louis, et l'ouvrage encore plus récent de M. Baudelocque sur la maladie scrofuleuse, et malgré ce qu'ont d'incomplet les recherches de l'école anatomo-pathologique, on verra qu'elles ont au moins le mérite de ruiner à jamais les hypothèses des solidistes, des humoristes, voire même celles des physiologistes.

D. *Scrofule muqueuse.* Elle se rencontre sur tout le trajet des membranes muqueuses. Aux yeux, elle occasione une espèce d'ophthalmie connue sous le nom d'*ophthalmie scrofuleuse,* inflammation toute spécifique par les symptômes qu'elle présente et surtout par les altérations diverses qu'elle laisse après elle.

Outre que l'ophthalmie dont il s'agit n'offre pas le caractère franchement inflammatoire de l'ophthalmie proprement dite, que la coloration de l'œil et des paupières n'est en général ni aussi vive ni aussi généralement répandue, outre qu'il existe aussi une plus grande impressionnabilité à l'action de la lumière, que la suppuration y est plus fréquente et plus abondante, c'est surtout par la physionomie particulière du sujet qu'elle se caractérise, et par les symptômes qui l'ont précédée ou qui l'accompagnent.

Ainsi, chez les très-jeunes enfans, l'ophthalmie scrofuleuse succède à la gourme ou l'accompagne, souvent elle alterne avec des écoulemens strumeux des conduits auditifs, avec des écoulemens muqueux ou séreux du nez, accompagnés d'enchifrenement. Dans un âge plus avancé, on la voit accompagner la plupart des autres formes de la cachexie scrofuleuse ou alterner avec elles. L'époque de la première et de la seconde dentition, celle de puberté sont les différens momens de l'existence où on les rencontre le plus communément, et dans l'âge adulte, souvent elle est le résultat d'un dérangement dans la menstruation. Bordeu a remarqué depuis long-temps que l'ophthalmie écrouelleuse est des plus tenaces et des plus dangereuses (1), surtout lorsqu'on la laisse passer à ce qu'on nomme l'état chronique. C'est à la suite de cette maladie qu'il se forme sur la cornée des taies plus ou moins larges, plus ou moins épaisses, des staphylômes uniques ou multipliés, des ulcérations superficielles de la cornée et quelquefois de véritables perforations de cette membrane par suite desquelles l'œil se vide.

La membrane muqueuse qui tapisse le conduit auditif est souvent affectée, chez les scrofuleux, d'écoulement muqueux ou mucoso-purulent, d'où résulte un épaississement peu considérable de cette membrane, et une dureté de l'ouïe plus ou moins grande. Ces écoulemens sont quelquefois simples, mais parfois aussi ils sont dus à la carie du temporal, et alors la maladie présente plus de gravité.

Les écoulemens muqueux du nez, très-fréquens chez les scrofuleux, se rencontrent surtout dans les pays froids et humides. C'est un des symptômes les plus fréquens de la cachexie scrofuleuse qui est quelquefois simple, mais s'accompagne le plus souvent d'une douleur pressive très-forte sur les deux arcades sourcilières, d'une céphalalgie frontale très-considérable, avec obnubilation des facultés intellectuelles, éternumens fréquens, surtout le matin au grand air, rougeur et gonflement des ailes du nez, gonflement de la lèvre supérieure. Cette sécrétion muqueuse, parfois accompagnée de fissure ou

(1) Bordeu, Dissertation sur les écrouelles.

d'ulcération des narines, se dessèche et forme des croûtes qui gênent beaucoup la respiration.

L'écoulement strumeux des narines s'accompagne d'une multitude de symptômes sympathiques qu'il serait trop long de reproduire avec détail, et que j'indiquerai brièvement. Ce sont des affections catarrhales des bronches, avec toux le matin et expectoration abondante de crachats gris ressemblant beaucoup à de la gomme délayée. Ce sont aussi des douleurs de tiraillement au creux de l'estomac se faisant sentir surtout lorsque l'écoulement a été abondant. Quelquefois il y a fièvre de coryza, presque toujours de la somnolence et un affaissement intellectuel considérable. J'ai rencontré un grand nombre de ces maladies ; mais je dois dire que la plupart de ceux dont l'écoulement était accompagné de gerçures des narines avaient eu des blennorrhagies, ce qui me fit soupçonner que cette forme était due à l'alliance du miasme de la sycose avec le miasme psorique, et le bon effet que je retirai des antisycosiques alternés avec les antipsoriques me confirme dans cette opinion qui, je l'avoue, a besoin de nouvelles justifications.

Lorsque l'arrière-bouche est affectée, les scrofules se manifestent par une tuméfaction permanente des amygdales, quelquefois portée au point d'altérer la voix et de gêner la déglutition. Le gonflement des amygdales, que la médecine régnante ne parvient à détruire le plus souvent qu'au moyen de l'excision, n'est pas une inflammation pure et simple, comme on l'a avancé. La tuméfaction des amygdales arrive toujours à l'état d'induration lorsqu'on l'abandonne à elle-même, et alors on retrouve dans son tissu induré ou des masses squirrheuses ou des masses tuberculeuses.

La leucorrhée est au nombre des symptômes les plus fréquens des écrouelles. De très-jeunes enfans en sont atteints pendant le travail de la dentition, et alors l'écoulement muqueux ou séro-muqueux des parties génitales revêt parfois un caractère inflammatoire et une âcreté très-considérables. Chez les adultes, la leucorrhée est également très-fréquente. Mais est-ce à dire que toutes les pertes blanches soient scrofuleuses de leur nature? et dans le cas contraire, comment distinguer celles qui ont ce caractère de celles qui en sont dépourvues? La leucorrhée est un symptôme d'états pathologiques très-différens, ayant des siéges divers. Comme on donne ce nom à tout écoulement des parties génitales qui n'est ni syphilitique, ni sycosique, il en résulte que, dans la pratique, rien n'est plus vague que cette dénomination. On dit d'une femme atteinte de squirrhe ou de cancer utérin que cette maladie est accompagnée de perte blanche, ce qui est vrai; mais ce ne sont pas des leucorrhées. Cette dernière consiste en un écoulement séreux ou séro-muqueux du vagin qui n'est jamais mêlé de sang ou de pus qu'autant qu'une maladie de l'utérus existe en même temps. Souvent aussi on a considéré comme des leucorrhées d'espèce particulière, celles qui sont accompagnées de cuissons et de démangeaisons des parties génitales. Mais dans ce cas l'écoulement existant n'est point leucorrhéique; c'est tout simplement une exsudation de la muqueuse du vagin. Il faut donc ne considérer comme leucorrhée scrofuleuse que celle qu'en homœopathie on appelle leucorrhée aqueuse et muqueuse, les autres dépendant d'états pathologiques très-différens.

Ce serait ici le cas de dire un mot de la *fièvre muqueuse* proprement dite. Elle aussi est scrofuleuse, et les moyens propres aux scrofules en triomphent aisément. Mais je voudrais éviter d'aborder la question des fièvres, et je le puis d'autant plus aisément, que cette forme se présente rarement chez les enfans et les adolescens, qu'elle semble plutôt appartenir aux adultes.

Pour être aussi complet que possible, j'aurais à parler aussi de la *phlegmorrhagie ou catarrhe pituiteux* de Laënnec (1); je la passerai sous silence par les mêmes raisons que la fièvre muqueuse. Le mémoire qui m'a été demandé ayant pour objet la santé de jeunes enfans et d'adolescens, je désire éviter des détails intéressans pour la science, mais qui ne se rapporteraient pas directement à l'intérêt qui m'a fait prendre la plume.

E. *Scrofule séreuse.* Ici, je veux parler du *carreau*, désigné sous le nom d'*atrophie mésentérique.* Tout ce que j'ai dit plus haut de l'engorgement des ganglions cervicaux et sous-maxillaires, est absolument applicable au carreau. C'est la même marche, ce sont les mêmes accidens, et la même cause organique; ce sont les mêmes terminaisons. Depuis long-temps, on a reconnu que le carreau, chez les jeunes enfans, pré-

(1) De l'Ausc. méd., tome I.

sentait des ganglions contenant souvent des masses tuberculeuses, et cette affinité entre la maladie qui nous occupe et la phthisie pulmonaire, indique cette identité de causes dont j'ai parlé, identité qui conduit à employer le même ordre de moyens.

F. *Scrofule osseuse.* Par là, il faut entendre la maladie qu'on a appelée *ramollissement des os et des cartilages*, *rachistisme*, *ostéo-malaxie.* Les médecins de l'ancienne école essayèrent d'en déterminer la nature intime, c'est-à-dire la cause essentielle; et ils se sont demandé si le rachitisme consistait en une *irritation nutritive*, ou s'il était de *nature inflammatoire*. Mais bientôt on s'aperçut (et c'est un point sur lequel toutes les écoles sont d'accord) que les causes du rachitisme, sont absolument les mêmes que celles des scrofules en général. Ce point admis, restait à parler des causes accidentelles qui en favorisent le développement. Une dentition difficile, la gestation chez les très-jeunes femmes, l'onanisme dans les deux sexes, la brusque suppression d'un exanthème chez des sujets déjà écrouelleux, le défaut d'exercice, et l'habitation de lieux bas et humides, de lieux dont l'air est vicié, sont les principales de ces causes. Toutes ces conditions concourent à développer le rachitisme; mais il ne faut pas croire qu'aucune d'elles suffise. Ainsi, il n'est pas vrai que, toutes choses égales d'ailleurs, les enfans des classes pauvres soient plus sujets au rachitisme que les enfans des classes riches. Seulement, il faut convenir que certaines formes de cette maladie semblent plutôt affecter une classe que l'autre. Ainsi, l'enfant du pauvre, qui est entouré de peu de soins dans les premières années de sa vie, que ses parens cherchent à faire marcher trop tôt, présente de très-nombreuses incurvations des os longs, tandis que les déviations de la colonne vertébrale m'ont paru être relativement plus fréquentes chez les enfans des classes riches. La différence du genre de vie explique le fait. Les déviations de la colonne vertébrale se prononcent, en général, ou au moment de la seconde dentition, ou à l'époque de la puberté. C'est pour l'enfant du pauvre l'époque de l'apprentissage. Or l'apprentissage donne une grande activité aux puissances musculaires des bras, de la poitrine et du tronc; tandis que l'enfant du riche consacre ces mêmes années à son éducation. La position constamment assise le dos courbé sur un pupitre, et le tronc affectant une position vicieuse qui devient une habitude; voilà autant de différences dans le genre de vie, qui expliquent la différence des résultats.

Quoi qu'il en soit, le *rachitisme* présente des lésions différentes. D'abord, ce sont les incurvations des os longs, en tête desquels il faut placer les incurvations des os de la jambe. Les fémurs deviennent arqués, soit en dedans, soit en arrière; de sorte que les enfans ainsi attaqués sont obligés de jeter fortement les jambes en dehors quand ils courent ou quand ils marchent. Chez un grand nombre, la courbure affecte le tibia, surtout dans sa partie inférieure, un peu au dessus des malléoles. Des incurvations de même nature et affectant la même direction, se présentent aussi dans les os des bras; cependant elles sont beaucoup plus rares. Il serait difficile de les attribuer au poids du corps. Mais, du moment où la cachexie scrofuleuse existe, et du moment srutout où elle a amené le ramollissement du système osseux, il est facile de comprendre que les contractions des muscles du bras et de l'avant-bras suffisent à déterminer les incurvations dont je parle.

Vient ensuite le rachitisme proprement dit, en d'autres termes, le ramollissement de la colonne vertébrale. Il est d'autant plus intéressant de fixer son attention sur lui, qu'il entraîne les plus graves conséquences. Les déviations latérales ou en S romaine de la colonne vertébrale, amènent à leur suite des incurvations vicieuses des côtes et du sternum, d'où gêne plus ou moins considérable de la respiration et de la circulation, et par suite toutes les maladies qui peuvent en résulter, au nombre desquelles il faut placer au premier rang la phthisie pulmonaire, l'hémoptysie chronique, et les dilatations anévrysmatiques du cœur. Le rachitisme amène aussi des déviations du bassin; maladie peu grave chez l'homme, et dont les inconvéniens se bornent à la gêne de la locomotion et à une difformité des plus désagréables. Mais chez les femmes, il en est autrement. Les accoucheurs redoutent beaucoup les vices du bassin pour le travail de la parturition. Que de femmes descendent journellement dans la tombe au moment de devenir mères, et doivent leur mort prématurée à la forme de rachitisme qui m'occupe! Il existe aussi une vicieuse incurvation de la colonne vertébrale, qui consiste en un refoulement d'une, de deux ou plus de vertèbres. Lorsqu'on rencontre cette cambrure forcée de la colonne vertébrale, la moelle épinière se trouve comprimée, et j'ai observé deux cas d'épilepsie qui m'ont paru être rattachés à une semblable cause.

Les os du crâne peuvent aussi se ramollir. On rencontre cette forme du rachitisme surtout chez les jeunes enfans, à une époque où les fontanelles sont encore membraneuses. Alors, le crâne acquiert des dimensions énormes, sans que l'exercice des facultés intellectuelles soit en rapport avec ce développement. Le crâne offre aussi des inégalités et des renflemens nombreux.

Dans le rachitisme, les os sont plus volumineux que dans leur état naturel. Leur tissu est plus léger, plus souple, plus flexible, ils sont plus rouges et plus fongueux qu'ils ne devraient être; leur vascularité est plus prononcée. Ceci est vrai des os courts et des extrémités des os longs. Mais la partie moyenne de ces derniers est au contraire plus grêle et plus effilée. Le périoste est plus rouge que de coutume, il est épuisé et moins résistant. Souvent on ne trouve plus de canal médullaire dans les os longs, et quand il existe, il n'est plus rempli de moelle, mais on y rencontre un liquide rougeâtre et sanieux.

§ IV.

Conclusion.

Une maladie, quelle qu'elle soit, est connue lorsqu'il a été possible de déterminer : 1° la cause essentielle ; 2° l'accident qui la met en jeu, favorise son développement et précipite sa terminaison ; 3° la forme qu'elle a revêtue, et ce sont les symptômes qui l'expriment ; 4° le degré qu'elle a atteint.

La cause essentielle de toute maladie vient de l'individu malade, elle appartient au *moi*. Dire qu'elle soit organique comme l'ont prétendu les sectateurs de l'école physiologique, c'est prendre l'effet pour la cause, la conséquence pour le principe, les symptômes prédominans pour l'universalité de ceux-ci. Dire qu'elle dépende des solides ou des liquides, c'est commettre une erreur qui ne diffère de la première que par un plus haut degré de généralité ; c'est transporter sur un système ce que les médecins de l'école physiologique rapportent à un organe ou à un appareil organique : c'est encore prendre l'effet pour la cause. Lorsqu'on disait que dans les scrofules il y a ou acidité des humeurs ou affaiblissement des solides, on ne remontait pas encore à cette cause nécessaire et de premier ordre dont la connaissance est indispensable au diagnostic et à la thérapeutique de ces maladies : car d'où vient que les solides sont affaiblis, d'où vient que les humeurs sont viciées ? On répond que l'air atmosphérique altéré d'une certaine façon et venant à frapper sur certaine constitution qu'on nomme scrofuleuse, rend raison des désordres qui nous occupent. Vous épurez en vain l'air vicié, le malade ne guérit pas: vous essayez de corriger par une hygiène convenable la constitution, et elle ne s'améliore pas: vous appelez à votre aide les médicamens jugés propres à corriger les humeurs viciées ou à relever la tonicité des solides, et les humeurs ne se corrigent pas, et les solides restent affaiblis. La cause essentielle des scrofules vous a donc échappé; dès lors, vous traitez une maladie que vous ignorez, vous n'avez pas de diagnostic véritable pour elle.

En vain avez-vous soigneusement constaté l'influence relative des accidens multipliés qui favorisent le développement du germe scrofuleux; tant que vous ne pouvez les rattacher à une cause indispensable et nécessaire, comme l'infection de l'organisme par la psore, la syphilis ou la sycose, tout ce que vous savez des causes accidentelles est de nulle valeur pour le traitement de pareilles maladies: car votre hygiène ne sera que palliative, puisque tout en s'adressant à des causes secondaires, elle laissera la cause véritable vierge de toute atteinte. Votre thérapeutique sera également impuissante, puisque vos moyens seront donnés par l'empirisme, sorte de hasard qui frappe en aveugle, projetant quelquefois des traits de vive lumière, et d'autres fois, vous laissant dans une obscurité profonde. Quand vous essaieriez d'éclairer cet empirisme du flambeau de l'analogie, vous ne seriez pas plus heureux: car vos données analogiques seraient empruntées aux formes matérielles que la maladie peut revêtir, et je répète qu'au dessus de ces formes, se trouve la cause véritable qui les a fait naître, à côté de laquelle passent, sans la toucher, tous les moyens que vous employez.

Mais ces formes elles-mêmes ne sont pas capricieuses. Les tissus organiques sur lesquels elles se portent, la manière dont elles les affectent, la gravité qu'elles atteignent, tout cela dépend de l'état morbide plus ou moins avancé des engendreurs d'un sujet scrofuleux, et des conditions hygiéniques plus ou moins mauvaises dans lesquelles il se trouve placé.

Ainsi, le diagnostic de cette terrible cachexie se trouve fixé sans retour, par le seul fait de la connaissance de la cause essentielle dont j'ai parlé, et cette connaissance est due à Hahnemann dont les doctrines s'élèvent au dessus des doctrines rivales, en agrandissant leur point de vue, en dissipant leurs obscurités. Et, loin de répudier les connaissances d'un ordre secondaire que ces doctrines ont amassées à grand'peine, elle s'en saisit comme d'utiles matériaux restés jusqu'ici sans emploi, et qui viennent se ranger, chacun à sa place véritable, sous la main de l'architecte habile qui a su les utiliser. En ce sens, l'homœopathie n'est point venue *détruire les anciens systèmes*, *elle est venue les accomplir*. Cette conclusion ressort de ce qui précède, et va acquérir un nouveau degré d'évidence maintenant que nous allons nous occuper de la thérapeutique.

CHAPITRE II.

THÉRAPEUTIQUE.

§ Ier.

Considérations générales.

Le traitement d'une maladie consiste toujours : 1° à détruire sa cause productrice ; 2° à combattre les effets qui pourraient persister, lorsque la cause serait détruite; 3° à placer le malade dans les conditions hygiéniques les plus favorables à l'action salutaire des médicamens. Mais lorsqu'il s'agit des maladies scrofuleuses, il y a une quatrième indication à remplir. L'infection miasmatique précédant toujours l'apparition de symptômes morbides bien tranchés, ce qu'on a improprement nommé la constitution scrofuleuse, il est inutile d'attendre que cette cachexie revête l'une des formes que nous avons indiquées. Et lorsqu'un traitement mal entendu a réussi à faire cesser les symptômes principaux de l'une de ces formes, il est également inutile d'attendre pour combattre la cachexie quelle se reproduise sous une forme nouvelle, d'où résulte qu'indépendemment du traitement *curatif*, les scrofules exigent un traitement *préventif*; j'indiquerai l'un et l'autre.

Mais le moment est venu de dire un mot de l'esprit dans lequel ce double traitement doit être dirigé.

On admet généralement que toute maladie dépendante de l'action d'un miasme ou virus, ne peut guérir que par l'emploi de moyens spécifiques; c'est un fait acquis pour le traitement de la syphilis et pour le traitement de la sycose, considérées dans leurs formes primitives ou d'éruption. Il est également reconnu que dans le traitement de maladies dépendant d'un miasme aigu, comme la scarlatine ou la variole, c'est encore par des moyens spécifiques qu'on parvient soit à les guérir, soit à les prévenir.

Les scrofules, nous l'avons vu, sont de même nature que la gale et la syphilis. Il faudrait donc, pour être conséquent, employer dans leur traitement, sinon les mêmes agens, au moins la même méthode, lors même que la loi de spécificité ne serait pas, en thérapeutique, une loi générale. C'est, en effet, ce que propose l'homœopathie. Mais elle diffère des doctrines régnantes en ce que celles-ci considèrent les maladies spécifiques comme des exceptions, et leur traitement, comme un traitement exceptionnel, tandis que l'homœopathie donne comme un principe général que toutes les maladies, quelle que soit leur forme et leur origine, sont *individuelles*, ou *spéciales*, ou *spécifiques*, ce qui revient au même; et que par conséquent elles réclament l'emploi de moyens jouissant de propriétés également individuelles, spéciales ou spécifiques. Or la différence entre l'homœopathie et les doctrines qui contestent sa supériorité, peut être ainsi exprimée : la loi thérapeutique, considérée comme exceptionnelle en médecine, devient la règle; et réciproquement, on peut dire que la règle de l'ancienne médecine est l'exception en homœopathie; car il est aussi des cas excessivement et heureusement rares, où les méthodes de l'allopathie peuvent et doivent être employées. Il n'est pas de mon sujet d'entrer dans de plus grands détails à cet égard (1).

L'idée de traiter les maladies par des moyens spécifiques tire sa nouveauté et sa valeur d'application de la manière dont elle est entendue par Hahnemann et ses disciples.

S'il s'agissait, comme au temps de Paracelse, de trouver la *panacée universelle*, l'homœopathie n'aurait fait que réveiller une vieille erreur abandonnée depuis longtemps; elle aurait eu le tort d'élever une prétention ambitieuse, justement condamnée. Si Hahnemann avait également voulu trouver des moyens spéciaux pour la guérison d'entités morbides comme celles-ci : les fièvres, les inflammations, les névralgies, la syphilis, la gale, il aurait commis la faute de tous ses adversaires, et comme eux serait arrivé à des succès partiels compensés au-delà *par un nombre* d'insuccès beaucoup plus considérable. C'est ce qu'il n'a point fait, et de là vient que, si la loi par lui proclamée n'a rien de neuf dans l'énoncé, elle est tout-à-fait originale dans sa conception, et féconde au-delà de ce que je pourrais exprimer en applications salutaires.

Pour lui, en effet, tout agent thérapeutique est spéci-

---

(1) *Organon de l'art de guérir*, par Samuel Hahnemann. Quelques uns de ces cas sont indiqués dans la note du § 67, p. 163.

fique du moment où il correspond à la *cause*, à *l'accident* et aux *symptômes*. Ainsi, pour ne parler en ce moment que de la cachexie scrofuleuse, vous ne serez en possession du médicament approprié, qu'autant qu'il répondra à l'une des trois causes miasmatiques reconnues en homœopathie, c'est-à-dire que ce médicament sera choisi parmi les *antipsoriques*, les *anti-syphilitiques*, ou les *anti-sycosiques* (1). Cette première condition répond à ce que j'ai nommé la *cause*, autrement dit à l'état dynamique du sujet affecté, cause que j'ai rapportée au *moi* en la distinguant avec soin de l'accident qui provient toujours des modificateurs externes, du *non-moi*. Mais plusieurs substances médicatrices satisfont à cette première indication, qui fixera notre choix? Les symptômes, d'une part, et la cause accidentelle de l'autre. Ainsi, l'infection miasmatique étant donnée chez un scrofuleux, la misère, une mauvaise nourriture, l'habitation de lieux mal aérés, le climat, toutes ces conditions réunies ou l'une d'entre elles, auront amené le développement des scrofules, le médicament spécifique ne sera trouvé que s'il satisfait à cette seconde indication. Je m'explique.

L'influence fâcheuse des modificateurs externes ne se borne pas à favoriser le développement des maladies miasmatiques ou chroniques. Leur action continue encore après que la cause a cessé d'agir. Ceci est vrai de

(1) Je ne puis qu'indiquer un point de doctrine de la plus haute importance. Si on veut savoir comment il se justifie, il faut recourir à la *Doctrine des maladies chroniques* de Hahnemann, tome I.

toutes les maladies. Que le refroidissement, l'abus ou le mauvais choix des alimens, des affections tristes de l'âme, une mauvaise habitation ou un climat insalubre, soient venus faire éclater une infection miasmatique, ou aient influencé la prédisposition physiologique à contracter une maladie ; dans ces deux cas, il faut commencer par effacer les traces de la cause accidentelle d'abord et avant tout, et le médicament qui satisfera à cette seconde indication jouira d'un degré de spécificité plus parfait que celui qui n'y répondrait pas. Cette condition ne se rencontre pas toujours. Mais on y satisfait par l'emploi de moyens appelés *alternans* ou intercurrens en homœopathie. Ce n'est pas tout : si la forme d'une maladie résulte à la fois de la cause et de l'accident, et de certaines prédominances organiques qu'il est impossible de ramener à des lois fixes, cette forme elle-même est indicatrice de moyens spéciaux. C'est elle qui constitue les symptômes, et cette considération, ajoutée aux deux précédentes, complète les caractères essentiels du fait de spécificité.

Or toute maladie, et plus particulièrement toute maladie scrofuleuse, sera un problème à trois termes, composé d'une constante et de deux variables. L'infection miasmatique ou la cause, voilà la constante; l'accident et les symptômes sont les variables. Si donc toute affection scrofuleuse est constamment identique à elle-même, ce n'est que par rapport à la cause; car, considérée sous le double rapport de l'accident et des symptômes, elle est incessamment variable. A quelles conséquences nous conduisent de semblables faits dont l'authenticité ne saurait être attaquée par aucune école? c'est que, du moment où l'accident aura varié, du moment où les symptômes se seront modifiés, tel médicament qui était spécifique a cessé de l'être, et il faut recourir à un autre : ce qui revient à dire qu'il n'est point pour l'homœopathiste de spécifiques de maladies, mais seulement des spécifiques d'états morbides donnés. Ainsi il n'est pas plus vrai que les scrofules guérissent par l'emploi des moyens dits antiscrofuleux, qu'il n'est vrai que toutes les fièvres intermittentes cèdent au quinquina, toutes les maladies syphilitiques au mercure et toutes les gales au soufre.

Les pathologistes l'ont senti, et aujourd'hui qu'ils ont abandonné les différentes hypothèses que j'ai signalées et critiquées, aujourd'hui, qu'ils ont cru trouver dans les différentes conditions atmosphériques, la cause nécessaire des scrofules, ils font assez peu cas du traitement appelé *médical* et se retranchent volontiers dans l'emploi des *moyens hygiéniques*.

Dans ces derniers temps, cependant, on a vanté quelques médicamens aujourd'hui appréciés à leur valeur, mais dont les vertus ont été singulièrement exagérées : ce sont l'*iode*, l'*hydrochlorate de cuivre ammoniacal*, le *charbon animal*, le *sulfure noir de mercure*, l'*hydrochlorate de baryte* et la *créosote*, etc.

Tous ces moyens constituent ce qu'on nomme le traitement empirique ou héroïque ; il serait exagéré de dire que jamais ils n'ont guéri ou soulagé. Qu'ils aient réussi à procurer une cure radicale, cela doit être vrai de quelques malades, parce que ces substances sont en rapport de spécificité avec quelques unes des formes de la maladie scrofuleuse. Mais il n'est pas moins vrai que beaucoup de ces maladies ont été aggravées par leur emploi abusif, et que la guérison d'un petit nombre de malades se trouve compensé par le nombre de ceux qui ont péri. J'indiquerai les cas où chacun de ces médicamens peut être utile, ce sera dire ceux où ils ne conviennent pas.

Mais il ne suffit pas de parler de la loi de spécificité, d'indiquer les signes auxquels on peut la reconnaître ; il faut, en outre, parler des moyens de la constater. *L'expérimentation pure* est le premier et le plus essentiel de tous. A son aide, les propriétés fondamentales des médicamens sont reconnues d'une manière sure et invariable. Elle domine l'observation clinique, lui sert de base et de point de départ, sans cependant pouvoir se passer de cette dernière. Aux expériences que l'homme tente sur lui-même, il y a une limite naturelle, c'est le moment où la vie serait compromise : alors commencent les données qui ne peuvent être empruntées qu'au principe *ab usu in morbis*, et ces données sont nombreuses. Mais elles n'auraient aucun sens, si on ne pouvait les rattacher aux enseignemens fournis par l'expérimentation sur l'homme à l'état physiologique. Expliquons-nous.

On a fait un abus excessif de l'iode dans le traitement des maladies scrofuleuses. Si vous étudiez les propriétés de cette substance sur l'homme à l'état sain, vous apercevez aussitôt qu'elles sont de deux ordres : générales et locales, organiques et dynamiques; ou ce qu'en homœopathie on nomme les symptômes généraux qui veulent être distingués des symptômes locaux proprement dits. Or, par l'expérimentation pure, vous obtiendrez tous les symptômes généraux et quelques uns des symptômes locaux que l'iode peut développer. Mais il serait coupable de pousser son emploi assez loin pour amener les atrophies et les désorganisations qui sont le propre de l'iode. Lorsque ces dernières se rencontrent sur un malade, elles ne sont pas isolées des symptômes généraux dont je parlais à l'instant, et ces derniers autorisent l'emploi d'un pareil médicament. C'est ainsi que l'expérimentation pure se rallie à l'observation clinique, et que l'homœopathie sait utiliser les nombreux matériaux amassés par les doctrines qui l'ont précédée.

Il reste, cependant, un dernier point à éclaircir. Les propriétés des médicamens étant une fois reconnues, en vertu de quel principe procédera-t-on à leur application? La médecine régnante a répondu par l'axiôme de Galien ; elle a dit : *contraria contrariis curantur.* Mais elle a commis l'erreur de ne pas distinguer l'effet primitif et l'effet secondaire des médicamens. Il est résulté de cet oubli que son principe n'en était pas un, puisqu'un médicament n'était, dans sa pensée, le contraire d'une maladie, qu'en vertu de cette raison, qu'il avait puissance de la guérir ; ce qui revient à dire que le principe de Galien n'indiquait rien du mode d'action des agens thérapeutiques. Mais Hahnemann, prenant cette distinction entre l'action et la réaction, comme base fondamentale de sa thérapeutique, en est venu à proclamer le principe *similia similibus curantur,* principe diamétralement opposé à celui de Galien dans l'énoncé et dans le fait.

Ne m'occupant ici que d'une question particulière de pathologie, ce n'est pas le lieu d'établir les témoignages nombreux qui justifient le principe de Hahnemann, il doit me suffire de l'expliquer (1).

Le fait de similitude s'entend de tout agent thérapeutique qui éprouvé sur l'homme sain, fait naître des symptômes semblables à ceux que présente la maladie à laquelle on l'adresse ; et qui, en raison de cette similitude, sollicite l'organisme à développer des réactions contraires à ces symptômes primitifs et par conséquent aussi inverses de la maladie. La formule *similia similibus curantur* n'exprime pas autre chose. Elle n'explique pas que la guérison des maladies s'obtienne plutôt par voie de ressemblance que de dissemblance, puisque ces deux actions opposées se produisent et sont également nécessaires; mais par voie d'*appropriation*, et il n'y a de médicament approprié à une maladie que celui qui a puissance de solliciter l'organisme à réagir contre la

---

(1) Pour plus amples détails, recourir à l'*Organon de l'art de guérir*, par Samuel Hahnemann. — J'ai également essayé de montrer la vérité de cette loi dans mes *Leçons de médecine homœopathique*, et notamment dans les leçons 4 et 5.

cause morbide qui le tourmente. Et comme toute réaction suppose une action antérieure, il faut nécessairement que l'action primitive soit opposée à la réaction secondaire, et, cette dernière ne pouvant ramener la santé qu'autant qu'elle est hétérogène avec la maladie, il faut nécessairement que l'action primitive lui soit homogène. Voilà ce qu'il faut entendre, encore une fois, lorsqu'on prononce ces mots : *Similia similibus curantur.*

§ II.

Traitement préventif.

J'ai reconnu deux momens bien distincts dans la marche de la cachexie scrofuleuse : l'un, où elle revêt l'une des formes indiquées au § III du chapitre premier, et l'état d'incubation qui se rencontre chez les très-jeunes enfans avant qu'aucune des affections appelées scrofuleuses se soient dessinées. Cet état, je l'ai déjà dit, est vraiment pathologique et réclame des soins d'autant plus assidus qu'ils peuvent être couronnés d'un plus brillant succès. Il se rencontre aussi chez les jeunes gens et les adultes, lorsqu'ayant subi les époques de première et de seconde dentition, et l'époque de puberté, on est parvenu, je ne dirai pas à guérir la maladie, mais à faire taire les symptômes organiques qui l'exprimaient.

Dans ces deux cas, le traitement que j'appelle *préventif* a pour objet de corriger l'état dynamique ou général, modifié anormalement de telle sorte que l'ensemble des fonctions est troublé au point de faire que la constitution se compose de matériaux de mauvaise nature, et de prévenir le développement de l'une des formes de la cachexie. D'où résulte qu'en définitive, il est curatif, considéré par rapport au fond de la cachexie vue en elle-même, et préventif seulement eu égard à des prédominances morbides qui n'existent point encore. C'est en raison de ce double rapport que le traitement préventif réclame à la fois l'usage de *moyens hygiéniques* et de *moyens thérapeutiques*. Passons en revue les uns et les autres.

A. Moyens hygiéniques. L'hygiène des sujets scrofuleux doit avoir pour objet, d'une part, les causes qui favorisent le développement des scrofules, et de l'autre, de donner à une constitution apauvrie et composée de mauvais matériaux les moyens d'obtenir une nutrition bonne et réparatrice. Mais, quelque soin qu'on apporte à combiner les moyens hygiéniques, n'oublions pas qu'ils ne remplissent jamais qu'un rôle auxiliaire, que jamais ils ne parviendront à eux seuls à triompher de la cause essentielle et profonde de cette maladie.

Cette cause, avons-nous dit, est miasmatique, et en première ligne se présente le miasme de la *psore*, auquel se joignent souvent les miasmes *syphilitique* et *sycosique*. Or toute société civilisée présente deux foyers où ces miasmes s'alimentent : ce sont les armées et les lieux de prostitution. C'est vers ces deux centres d'infection que devrait se porter toute la sollicitude des gouvernemens. Nul doute que, par une bonne administration de ces deux fléaux de toute civilisation, on ne parvînt à diminuer de beaucoup le nombre des galeux et des syphilitiques, pour peu qu'on y apportât de l'intelligence et du soin.

Les rapports nombreux et intimes qu'ont entre eux les militaires d'un même corps, expliquent comment la gale se transmet avec rapidité d'un soldat à un autre. L'extrême légèreté qu'on apporte dans le traitement de cette maladie, dont on croit avoir triomphé du moment où l'éruption psorique a disparu, la malpropreté qui existe dans les régimens, les privations qui suivent une armée en campagne, tout concourt à expliquer la marche rapide de la contagion. Et lorsque des hommes toujours mal guéris de l'infection psorique rentrent dans leurs foyers et deviennent pères de famille, faut-il s'étonner qu'ils donnent naissance à des enfans qui portent avec eux la faute de leur père? Si on songe maintenant que les lieux de prostitution, fréquentés aujourd'hui par toutes les classes de la société, le sont plus particulièrement par les militaires; que les maladies syphilitiques qu'ils y contractent sont également soignées avec une extrême légèreté, n'est-ce pas un nouveau sujet de donner une attention toute particulière à l'état sanitaire de ces deux institutions? L'extinction de la gale et de la syphilis chez les militaires et les prostituées, constitue donc le premier et le plus puissant de tous les moyens préventifs. Comment atteindre ce but?

Une surveillance active des uns et des autres, consistant à séparer de la masse les sujets infectés, est le premier de tous ces moyens; mais il est insuffisant. Il y faut joindre un traitement bien combiné de ces deux maladies lorsqu'elles sont à leur état primitif ou d'infection. Ce traitement ne peut être radical et conséquemment salutaire, qu'autant qu'il sera établi sur d'autres bases que le traitement généralement adopté.

Si, en homœopathie comme en allopathie, le *soufre* est, dans le plus grand nombre des cas, le spécifique de la gale primitive, si le *mercure* jouit des mêmes propriétés par rapport à la syphilis, si le *thuya* et *l'acide nitrique* sont dans le même cas par rapport à la sycose (1), les succès obtenus varient en raison du mode d'emploi de ces médicamens. La méthode suivie en homœopathie est à la fois plus prompte, plus douce et plus efficace que celle adoptée dans les autres écoles. Bannissant l'usage des médicamens en friction, et en général leur emploi externe, elle arrive directement au but. Se proposant d'imiter la nature au lieu de la contrarier, d'user la maladie au lieu d'effacer ses symptômes extérieurs, l'homœopathie sait à quelles conditions elle peut déclarer que les cures obtenues par elle sont irrévocables ; elle sait aussi, ce qu'avant elle aucune école n'avait soupçonné, quelle conduite il faut tenir lorsqu'il y a mélange de deux miasmes, chose si fréquente en raison des cures

(1) S'il me fallait indiquer ce qu'en homœopathie on entend par sycose, je dirais que c'est la maladie des verrues et des fics. Cela dit, je dois renvoyer pour plus de détails à la Doctrine des *maladies chroniques* de Hahnemann. J'y suis obligé à moins d'écrire un livre de médecine générale à propos des maladies scrofuleuses.

purement palliatives obtenues par les méthodes qui rivalisent avec elle. En ce sens, ses enseignemens doivent puissamment contribuer à amener l'extinction totale des maladies miasmatiques. Ceci doit paraître une pure chimère ; et cependant, déjà on a beaucoup tenté dans cette direction et peu réalisé, j'en conviens ; mais l'insuccès dépend en grande partie de l'ignorance où l'on était de la véritable nature de ces maladies, de leurs transformations et de leur véritable méthode curative.

Ce n'est pas ici le lieu d'entrer dans de plus grands développemens sur la thérapeutique de la gale, de la syphilis et de la sycose. Autrement, je me verrais conduit à écrire un traité de thérapeutique générale. J'ai voulu seulement indiquer ces faits, que je ne puis ni ne dois approfondir (1).

Quant aux lieux de prostitution, une surveillance active exercée à leur égard, peut beaucoup pour diminuer le nombre des maladies qui y sont contractées. Dans toute société bien organisée, les prostituées doivent être soumises à des visites fréquentes, régulières et faites avec un soin extrême. A Paris, de mensuelles qu'elles étaient on les a rendues hebdomadaires, et ce simple moyen a

(1) Je ferai ici la même réflexion que dans la note précédente, et je me bornerai à ajouter que l'homœopathie a rendu l'immense service de tracer le traitement propre à diverses formes de ces miasmes, et le traitement qu'il convient de suivre lorsque deux d'entr'eux existent dans le même individu.

suffi pour diminuer de beaucoup le nombre des maladies syphilitiques (1).

Tels sont les deux moyens principaux et les seuls vraiment préservatifs de la maladie scrofuleuse. Ils consistent à arrêter, autant que possible, la marche de la psore et de la syphilis. Un gouvernement peut beaucoup pour les individus soumis à son pouvoir : il ne peut rien pour les particuliers. S'il était possible que ceux-ci vinssent à comprendre la grande immoralité qui existe à transmettre à ses enfans le germe d'une maladie qui doit désoler une grande partie de l'existence et quelquefois l'existence entière, je crois qu'on aurait fait plus pour l'extinction des scrofules que le pouvoir des rois et la science des médecins ne pourront jamais réaliser. On a attribué au climat les honneurs de l'extinction de la lèpre dans les pays européens. Je crois que les léproseries et le cachet de réprobation dont les pauvres lépreux étaient marqués ont fait beaucoup plus : l'homme ne consent pas aussi facilement à la honte qu'à la douleur.

Mais lorsqu'un sujet se présente atteint de l'état pathologique appelé *constitution scrofuleuse*, il faut l'éloigner des causes reconnues dans le chapitre précédent comme favorables au développement des scrofules. Nous avons vu qu'en première ligne se trouvaient la

(1) Voir, à ce sujet, l'important ouvrage de M. Parent-Duchâtelet, intitulé : *De la prostitution dans la ville de Paris*, etc. On y verra que les prostituées concourent autant à propager la gale que la syphilis, et qu'elles sont un fléau, sous ce double rapport.

malpropreté, la mauvaise alimentation et le climat. Occupons-nous de ces différentes conditions.

1° *Le climat.* Par climat, il faut entendre tout ce qui a rapport au milieu atmosphérique dans lequel vivent les malades. Ce n'est pas seulement la latitude qui le donne; mais les habitations créent des climats artificiels qui réunissent les qualités relatives de chaleur et de sécheresse, de froid et d'humidité qui sont le fond des climats réels. Parler des climats, c'est donc parler aussi des habitations.

Sous quelque latitude que se trouve un sujet scrofuleux, il faudra le mettre dans les conditions de climature qu'on lui donnerait s'il était possible de le transplanter d'un lieu dans un autre. Or les conditions atmosphériques les plus favorables aux sujets scrofuleux sont un air pur et sec, de douce et moyenne température, et fréquemment renouvelé. Dans les pays méridionaux, ces conditions sont faciles à rencontrer, il n'en est pas de même des pays septentrionaux. Dans ces derniers, il faut que l'art supplée à l'indigence de la nature, et il ne le peut que d'une manière incomplète. Cependant, il est toujours possible de mettre les scrofuleux dans des habitations situées au midi, dont l'air puisse être renouvelé avec facilité, et d'entretenir autour d'eux une température moyenne de 10°. Il est également possible de les obliger à un exercice régulier et soutenu fait au soleil et dans le beau du jour, en leur interdisant de sortir lorsque le soleil a abandonné l'horison. Des voyages de un ou deux mois faits chaque année sous des latitudes plus chaudes, sont également très capables d'aider à l'insuffisance du climat. Spécialisons davantage.

La maladie qui nous occupe frappe surtout les enfans et les jeunes gens. La question de climat est surtout importante à leur égard. Lorsqu'ils sont nés dans des conditions de fortune qui permettent l'émigration de climats rigoureux vers un climat tempéré, il n'y a point à hésiter. Mais lorsque la fortune des parens ou leur position sociale s'y oppose et que leur éducation doit se faire sous un climat rigoureux, il convient de réunir autour d'eux toutes les conditions que j'ai énumérées plus haut, et il est encore facile de les rencontrer au sein des familles. Dans les maisons d'éducation il en est autrement.

L'encombrement d'une grande quantité d'enfans sur un point toujours circonscrit, leur réunion dans les salles d'étude, dans les dortoirs, en un mot, partout où ils se livrent à des exercices intellectuels ou physiques en commun, ne permettent pas toujours de renouveler suffisamment l'air qu'ils respirent. C'est pourquoi, les maisons d'éducation publique sont des foyers où la cachexie scrofuleuse trouve matière à se développer puissamment. La mauvaise nourriture qui y est adoptée, l'onanisme, si répandu dans les colléges et dans toutes les écoles publiques, sont encore autant de causes qu'il faut ajouter à la première. Un système de ventilation bien entendu, un régime bien ordonné et une surveillance active exercée jour et nuit, seraient de puissans moyens qui balanceraient avantageusement le double inconvénient de l'encombrement et du mauvais régime.

2° *Alimentation.* Tout scrofuleux doit être nourri d'alimens très-réparateurs, non excitans et facilement assimilateurs. Pour les très-jeunes enfans, rien ne peut remplacer le lait de la nourrice ; mais lorsque les scrofules se montrent dans un âge tendre, lorsque surtout elles attaquent de bonne heure le système osseux, il faut recourir plus promptement à une nourriture plus animalisée que le lait, c'est-à-dire au bouillon.

Quant au régime proprement dit, il doit être choisi surtout parmi les substances animales. Les viandes, le poisson, les œufs et le lait quelquefois, et en petite quantité, doivent former la base de l'alimentation.

Parmi les viandes, on choisira de préférence celles qui, comme le bœuf et le mouton, sont bien faites, et on les donnera bouillies ou rôties. Les ragoûts, les sauces, quelle que soit leur nature, les viandes salées, comme celle de cochon, les viandes peu faites, comme l'agneau et le veau, devront être interdites.

Le poisson ne pourra non plus être admis qu'autant qu'il sera frais et préparé sans autre assaisonnement que le beurre et un peu de sel. Les légumes herbacés seront proscrits en grande partie ; ils nourrissent peu, exigent un grand travail de la part de l'estomac, et contiennent pour la plupart, à des degrés différens, des substances jouissant de propriétés médicinales. Les crudités, et surtout les fruits crus, le fromage vieux et trop fait, sont encore autant d'alimens à proscrire, ainsi que tous les aromates, à quelque règne qu'on les emprunte.

Je ne puis entrer dans plus de détails à ce sujet, le régime homœopathique a des lois générales dont on ne doit jamais se départir à quelque malade et à quelque maladie qu'on ait à faire. Puis il est des prescriptions diététiques qui doivent varier en raison du malade et de la maladie. Ces dernières sont trop individuelles pour trouver place ici. Dans l'énumération qui précède, j'ai voulu seulement justifier par quelques exemples la loi posée en commençant, à savoir qu'il s'agit de nourrir le malade sans l'exciter.

Mais comme moyen de prévenir le développement de cette maladie chez ceux qui en ont reçu le germe en naissant, rien de plus efficace que le bon choix d'une nourrice.

Il est difficile d'établir jusqu'où s'étend l'influence de la nourrice sur la santé du nourrisson. Il y aurait peut-être quelque témérité à dire que le lait d'une nourrice de constitution scrofuleuse suffit pour communiquer cette maladie à un enfant qui n'en porterait aucun germe. Mais il est certain qu'une bonne nourrice contribue puissamment à donner à la constitution une force de réaction vitale capable d'éloigner le danger et de l'amoindrir.

Au surplus, la question que je soulève mérite d'être examinée. Il est incontestable qu'une nourrice atteinte de scrofules, doit communiquer à son lait au moins quelques propriétés délétères, et il me paraît difficile qu'une nourriture aussi mauvaise soit sans inconvénient pour l'enfant. N'en est-il pas de même du vaccin pris sur un enfant scrofuleux et inoculé à un autre enfant jouissant d'une bonne santé? On sait quelle est la subtilité d'un virus; on sait aussi que la cachexie scrofuleuse ne reconnaît d'autre cause qu'une infection de cet ordre : comment admettre maintenant que, dans l'opération de la vaccination, l'un des deux viendrait à se dissimuler, tandis que l'autre manifesterait sa présence? Ainsi le choix d'une nourrice et le choix des enfans auxquels on emprunte le vaccin, sont encore au nombre des moyens préventifs les plus importans.

3° *Soins de propreté.* Il va sans dire que l'état de propreté plus ou moins grand de la peau peut éloigner aussi le développement de la maladie scrofuleuse, d'une part, en facilitant la transpiration cutanée, et de l'autre en écartant une cause d'irritation toujours active, surtout lorsqu'il s'agit de la scrofule cutanée. Il serait oiseux, à ce sujet, d'insister sur les moyens de propreté à proprement dire; je me bornerai à parler des bains.

Ils sont de quatre sortes : 1° Les bains simples ou d'eau tiède; 2° les bains de mer; 3° les bains d'eaux minérales; 4° les bains de vapeur aqueuse ou médicinale.

Les bains, en général, doivent être considérés comme des moyens généraux qui jamais ne peuvent amener à eux seuls la guérison des scrofules, mais qui peuvent, cependant, être utiles à leur traitement; c'est pourquoi je les range parmi les moyens hygiéniques.

Les bains simples seront employés rarement et dans

l'unique but de nettoyer la peau. Le malade ne doit y rester que le temps nécessaire à l'objet qu'on se propose; c'est-à-dire environ une demi-heure, et, à la sortie du bain, il sera utile qu'il se fasse frictionner la peau ou avec une flanelle ou avec une brosse douce.

Les bains de mer, surtout utiles par le muriate de sonde qu'ils contiennent en dissolution, doivent être évités chez les sujets qui suivent un traitement homœopathique tant qu'ils sont soumis à l'action des médicamens. Mais dans les momens où le traitement est purement hygiénique, ils peuvent être employés avec grand avantage. Les bains de mer donnent à l'ensemble de la constitution une énergie et une force de réaction qui peut toujours être puissamment utilisée au profit d'un traitement. Parmi les scrofuleux comme parmi les autres malades, il est des sujets qui n'offrent qu'une faible et insuffisante réaction vitale; dans ce cas, il est utile, lorsque surtout la maladie n'offre aucun symptôme alarmant, de faire précéder le traitement de l'emploi de moyens hygiéniques bien entendus; il est même souvent nécessaire de suspendre, pendant un temps plus ou moins long, l'usage des médicamens, et c'est ainsi que les bains de mer et d'autres moyens de même ordre trouvent un utile emploi.

Il y a sans doute quelque témérité à considérer comme moyens hygiéniques des bains essentiellement médicamenteux par les substances dont ils se composent, mais j'observerai que si cette qualification devait être exclusivement réservée aux moyens qui sont absolument inertes ou purement alimentaires, nous arriverions à considérer tous les modificateurs externes comme médicamens, et alors l'hygiène s'effacerait devant la thérapeutique.

Les bains de vapeur, qu'ils soient aqueux ou médicinaux, ne trouvent aucun emploi, qu'il s'agisse de prévenir ou de combattre le développement de la cachexie scrofuleuse. Ils offrent même de graves inconvéniens chez les sujets dont la poitrine est délicate et irritable.

4° *Travaux intellectuels.* Les scrofuleux offrent pour la plupart une intelligence précoce. Ils saisissent avec promptitude et facilité tout ce qu'ils étudient ; mais il ne faut pas exiger d'eux un travail long-temps soutenu : ils en sont incapables. Si, cependant, on les oblige à des études long-temps continuées, leur santé y perd considérablement. C'est à eux surtout que les travaux variés, et par courte séance, doivent être réservés.

5° *Aptitudes passionnelles.* La cachexie scrofuleuse développe de bonne heure les passions. La psore et les autres miasmes, portent leur action sur le système génital, et conduisent souvent à une grande salacité. C'est donc un symptôme maladif qu'il faut bien se garder de prendre pour une aptitude originelle, ayant sa légitimité comme tous les autres besoins de notre nature. Il faut rapporter le plus souvent à cette cause les nombreuses dispositions des deux sexes à l'onanisme, dispositions qui se rencontrent chez des enfans trop jeunes pour qu'il soit permis de supposer chez eux l'existence de besoins véritables.

B. *Moyens thérapeutiques.* Les médicamens propres à

empêcher le développement de la cachexie scrofuleuse, sont absolument identiques à ceux qu'on emploie pour la guérir. A l'exception du *soufre*, du *mercure*, de l'*acide nitrique* et du *thuya*, qui s'adressent à la cause ou aux causes combinées de cette cachexie, tous les autres médicamens ne peuvent être choisis qu'en raison des symptômes existans.

Ces derniers, il est vrai, ne se font pas attendre lorsqu'un sujet dit scrofuleux par constitution a été soumis à l'action des médicamens précités. Toujours, en pareil cas, et sous leur influence, il se présente quelques symptômes prédominans et caractéristiques, et ce sont eux qui fixent le choix du médicament. Ce serait donc tomber dans une répétition au moins inutile, que d'indiquer les agens thérapeutiques appropriés à la cure des différentes formes de la cachexie scrofuleuse, détails qui sont le fonds du traitement curatif que je vais aborder.

§ III.

Traitement curatif.

Comme le traitement préventif, il se compose de moyens hygiéniques et de moyens thérapeutiques.

A. *Les moyens hygiéniques* étant absolument les mêmes que ceux indiqués dans le paragraphe précédent, il est inutile de revenir sur ce qui en a été dit. Seulement j'ajouterai que, selon les systèmes organiques affectés par la cachexie scrofuleuse, il y a quelques prescriptions hygiéniques qui doivent varier. Ainsi il faudra insister plus sur l'exercice en plein air et au soleil, dans le cas de scrofule cutanée et glanduleuse, que dans le cas de scrofule muqueuse et osseuse. Pour cette dernière, il sera souvent utile de condamner le malade à un repos relatif. De même, si la scrofule affecte la tête ou les parties environnantes, ce sera le cas de modérer beaucoup le temps consacré aux travaux intellectuels; et si son action se développe sur les membranes muqueuses, et plus particulièrement sur celles qui tapissent les organes génitaux, le célibat, sinon absolu, au moins relatif, devra être sévèrement recommandé. Ces exemples suffisent pour justifier le principe que je viens d'établir. Je passe aux moyens thérapeutiques.

B. *Moyens thérapeutiques.* Ils sont aussi nombreux que les différentes formes de la cachexie scrofuleuse sont variées. Et comme il arrive que plusieurs de ces formes se rencontrent sur le même sujet, et que, d'un autre côté, chacune d'elles développe des symptômes qui se différencient selon les individus, il devient impossible d'indiquer avec rigueur les différens spécifiques qui correspondent à chacune d'elles. J'indiquerai cependant les principaux de ces moyens, ceux qui m'ont paru réussir le plus souvent; mais je dois dire que tout ce qui va suivre n'aura qu'une valeur d'indication qu'il serait dangereux de suivre à la lettre.

Il nous est bien donné de prévenir jusqu'à un certain point les combinaisons si diverses qui s'établissent entre toutes les formes possibles des scrofules; mais notre prévoyance a une limite assez bornée que l'observation mettrait bientôt en défaut, si le tact pratique du médecin ne venait en aide à l'insuffisance de ses prévisions. L'homme n'est pas une machine inerte dont il soit possible de mesurer et de calculer avec précision les actions et les désordres. En sa qualité d'être libre et spontané, il crée en lui et autour de lui des conditions d'existence toujours nouvelles. Comme être vivant, et jouissant de la vie la plus complète que nous connaissions, jamais nous ne pouvons atteindre à la limite des choses nouvelles qu'il nous présente à observer. En ce sens, on peut dire que la science de l'homme est plutôt inépuisable qu'inabordable.

Quoi qu'il en soit, le traitement des maladies scrofuleuses présente certaines lois générales dont on ne peut jamais se départir.

1° On ne peut espérer de vaincre la cachexie scrofuleuse qu'en détruisant la cause qui l'a engendrée, et cette dernière ne pouvant être que psorique, syphilitique ou sycosique, ou procéder de la combinaison de ces trois causes primordiales, il sera toujours utile de commencer le traitement par l'administration de l'un ou de plusieurs des spécifiques qui leur sont appropriés. Le soufre, le mercure, le thuya occidental et l'acide nitrique étant ces spécifiques, c'est sur eux que l'attention devra se porter de prime abord, et le choix devra surtout être fixé par les antécédens des engendreurs et par la considération de l'ensemble des symptômes.

2° Lorsqu'une cause accidentelle, comme le refroidissement, l'habitation de lieux bas et humides, une climature trop rigoureuse, une mauvaise alimentation se présentera, il faudra avant tout l'éloigner ou la combattre. Il en sera de même de certains accidens physiologiques, comme le travail de la dentition, l'évolution de la puberté, etc., qui sont souvent occasion de développement pour la maladie scrofuleuse. Dans ce cas, il conviendra de combattre aussitôt les symptômes passagers que ces différens états font naître, et les moyens à employer sont aussi variés que les états pathologiques qui en dérivent.

Cependant ils offrent tous un point commun; c'est de constituer autant de maladies aiguës, de caractère le plus souvent inflammatoire. Ces maladies aiguës, qui arrivent intercurremment dans le cours d'une affection scrofuleuse, ne peuvent être combattues efficacement que par les médicamens qui sont en rapport de spécificité avec elles; et j'ai donné ces caractères dans le paragraphe premier de ce chapitre.

Qu'une ophthalmie scrofuleuse survienne chez un sujet atteint de rachitisme, je suppose, ou de scrofules glanduleuses, cette maladie conservera cependant une physionomie toute spéciale qui ne permettra de la confondre avec aucune autre ophthalmie, sans cesser pour cela d'être une maladie aiguë. On ne la guérira qu'en lui opposant les médicamens qui se rapporteront le mieux à la généralité des symptômes; mais l'état inflammatoire, toujours si douloureux, sera avantageusement attaqué et promptement effacé par la *pulsatille*. Ce médicament m'a toujours paru être le grand antiphlogistique des affections scrofuleuses, et jouit par rapport à elles des mêmes propriétés que l'*aconit*, eu égard aux maladies aiguës proprement dites. Il faudra ensuite appeler à son aide une multitude d'autres médicamens, dont les principaux vont être ultérieurement indiqués; mais la pulsatille est un médicament qui, en toute occasion, doit être préalablement employé.

Je touche à présent un point de thérapeutique de la plus haute importance. On reconnaît en allopathie que les maladies chroniques ont des momens où elles passent à l'état aigu, et on considère qu'elles ne font alors qu'acquérir un nouveau degré d'intensité. C'est toujours la même maladie, mais élevée à une plus haute puissance. En homœopathie, les choses sont autrement envisagées. La maladie aiguë est une maladie nouvelle qui s'ajoute à la maladie chronique, en favorise les progrès et hâte sa terminaison. Aussi importe-t-il de bien distinguer dans le traitement d'une maladie de cet ordre, et en particulier dans le traitement des scrofules, ce qui appartient à la cure radicale, de ce qui intéresse la cure des maladies dites intercurrentes.

Ceci une fois établi, passons en revue la thérapeutique de chacune des formes de la cachexie scrofuleuse.

1° *Scrofule celluleuse.* J'ai dit qu'elle présentait deux états pathologiques distincts : les *abcès écrouelleux* et l'*induration* du tissu cellulaire.

Si les abcès scrofuleux sont peu nombreux, que leur marche soit lente, que la douleur y soit nulle ou d'une très-faible intensité, le *soufre* doit être employé d'abord, si, surtout la collection purulente est encore peu sensible et qu'il n'y ait pas de fluctuation sensible. Dans le cas contraire, l'*hepar sulphuris* suffira souvent pour faire résorber la collection de pus, empêcher l'abcès de s'ouvrir et éviter ces longues suppurations qui souvent dégénèrent en abcès fistuleux. Mais si déjà la suppuration est établie, que conséquemment la peau soit amincie ou détruite, la *silice* devra être préférée à tous les autres médicamens.

Dans tous les cas de maladie scrofuleuse, quel que soit le système organique sur lequel son action se déploie, il sera toujours utile de commencer le traitement par le *soufre*, et comme il est très-probable, sinon certain, que, dans le plus grand nombre des cas, il y a alliance de psore et de syphilis, il sera souvent utile d'employer au début et alternativement le *soufre* et le *mercure*. Cette règle ne supporte d'autre exception que celle où il y aurait une indication pressante à remplir, comme dans le cas où on serait consulté au moment où existerait déjà une collection purulente, prête à se faire jour au dehors. Mais il faudrait, avant tout, tenter la résorption de la collection purulente, faire la médecine de l'accident et ajourner par conséquent le traitement général ou diathésique.

L'induration du tissu cellulaire n'est pas un symptôme qui suffise à lui seul pour fixer le choix du médicament. J'ai dit à quels caractères il est possible de le distinguer. Il me suffira d'ajouter que, dans ce cas, le choix du médecin ne peut se balancer qu'entre l'*arsenic*, le *ledum palustre*, la *sepia* et le *thuya*.

2° *Scrofule cutanée.* J'ai reconnu trois accidens principaux, appartenant en propre à ce système organique : ce sont les *abcès cutanés*, l'*induration du derme* et le *lupus* ou *dartre vive*.

Si l'abcès cutané ne s'est point encore ouvert au dehors, qu'il offre seulement un peu d'empâtement sans fluctuation bien évidente, qu'il soit mou, l'*arsenic* peut être utile; l'*asa fœtida* et la *douce-amère* ne le sont pas moins. Aussitôt que la fluctuation se montre, il faut changer les moyens indiqués et recourir à l'*hepar sulphuris*, dont j'ai déjà parlé. Si la peau s'enflamme et qu'il y ait des élancemens dans la tumeur, la *pulsatille*, le *rhus toxicodendron*, quelquefois le *causticum* et le *soufre*, selon la différence des symptômes, aideront à combattre ces accidens. Les motifs qui détermineront à employer l'un ou l'autre de ces médicamens, seront empruntés aux symptômes autres que ceux appartenant au système organique principalement affecté. Indiquer ces symptômes, serait entrer dans des détails qui ne peuvent trouver place ici. Aussi puis-je dire une fois pour toutes, que les médicamens qui sont en rapport d'homogénéité avec l'une des formes organiques de la cachexie scrofuleuse, ne doivent être prescrits qu'autant qu'ils se rapportent également à la généralité des symptômes. Tout ce qui précède et tout ce qui va suivre, n'a donc qu'une valeur d'indication, toujours précieuse, mais toujours insuffisante ; précieuse, en ce sens qu'elle met sur la voie de nouvelles recherches; insuffisante, parce qu'encore une fois, les symptômes organiques d'une maladie n'expriment pas la maladie tout entière; souvent même il arrive que, pour l'un de ces symptômes, on ne trouve pas dans la *Matière medicale* d'indication précise, et qu'on est forcé de se déterminer en raison de l'ensemble des symptômes généraux. C'est le cas de l'*induration du derme.*

Elle cédera toujours avec plus ou moins de facilité à un traitement *anti-scrofuleux* général, et cela se conçoit. L'induration du derme chez les scrofuleux est toujours le résultat de la maladie générale; détruire cette dernière, c'est attaquer et vaincre l'effet qu'elle a produit. Indépendamment des médicamens généraux, comme le *soufre* et le *mercure*, que l'ensemble des symptômes pouvait indiquer, l'attention doit être surtout fixée, dans ce cas, sur la *sepia*, la *silice*, l'*arsenic*, le *charbon animal*, le *charbon végétal*, le *causticum* et le *pétrole*. Il est encore d'autres médicamens qui peuvent être utiles dans le traitement de cette forme de la maladie scrofuleuse; mais ils ont sur elle une action moins directe, et sont, par conséquent, d'une moindre utilité.

Le *lupus* ou *dartre vive*, ainsi dénommé par Willan et Bateman, et plus généralement connue en France sous l'expression de *dartre rongeante*, occupe surtout le visage, les ailes du nez, le front, le bord libre des paupières. Lorsqu'elle se caractérise par des douleurs de brûlure plus ou moins vives, l'*arsenic* est indiqué. La *gratiole*, la *clématite*, la *scille* ont été employées avec avantage ; le *bovista lycoperdon*, le *charbon végétal*, le *conium maculatum*, ont également réussi. Mais ces différens médicamens pourraient échouer si, antérieurement, on ne faisait appel au *soufre* et au *mercure*. Cependant il ne faut pas perdre de vue que les traitemens anti-syphilitiques, prescrits par l'allopathie et trop longtemps continués par elle, amènent souvent de semblables résultats. Dans ce cas, loin de recourir au *mercure*, le malade doit avant tout être soumis à une médication antidotique, ayant pour objet de réparer les fautes commises par l'ancienne médecine.

J'ai eu occasion de donner des soins à deux malades qui étaient dans ce cas. L'un d'eux était un médecin de l'ancienne école, dont tout le visage et même le cou étaient envahis par une dartre rongeante, résultat de l'infection de la syphilis entée sur une constitution scrofuleuse. Le *mercure* avait été employé pendant des années sans aucun succès. La dartre avait détruit une aile du nez, la paupière inférieure de l'œil droit, et le visage offrait de larges ulcérations. Le *foie de soufre* fut le médicament qui réussit principalement ; l'*arsenic* et le *soufre* achevèrent la guérison. L'autre était une blanchisseuse, chez laquelle le front, les paupières et le nez étaient atteints. Le *soufre*, l'*acide nitrique* et l'*or* réussirent principalement. J'observai aussi un cas très-remarquable de dartre rongeante, siégeant à l'avant-bras, chez une jeune femme que l'allopathie avait poursuivie de *mercure*, sous toutes les formes, pour un écoulement blennorrhagique. Le *soufre* et le *foie de soufre* suffirent à faire disparaître la dartre rongeante. Mais il restait une constitution scrofuleuse et une affection hémorrhoïdale, qui exigèrent des soins long-temps continués.

3° *Scrofule glanduleuse.* Ici il faut avoir égard au siége des glandes, au degré plus ou moins avancé de la maladie, à ses complications, et déterminer si l'engorgement glandulaire est ou n'est pas sympathique d'un autre ordre de symptômes essentiellement caractéristiques. Il arrive presque toujours que les ganglions cervicaux s'engorgent sous l'influence de dartres de l'oreille, de simples gourmes ou de teignes. Dans ce cas, ces engorgemens méritent peu d'attention, et il suffit le plus souvent de traiter la maladie principale pour qu'ils disparaissent (1).

Dans le cas contraire, les engorgemens glandulaires deviennent symptôme essentiellement caractéristique, et veulent, à ce titre, être pris avant tout en considération. Les ganglions cervicaux et sous-maxillaires, sont plus particulièrement affectés que les autres, et on les rencontre ou à l'état de simple engorgement, ou à l'état

(1) Je n'ai rien dit de la teigne et de son traitement, parce qu'on en a fait une individualité morbide distincte des scrofules proprement dites. C'est la même raison qui m'a empêché d'aborder la phthisie pulmonaire, maladie essentiellement scrofuleuse de sa nature, dont les causes et le traitement sont de même ordre; mais il m'aurait fallu traiter de beaucoup de maladies qui ne sont pas qualifiées de scrofuleuses.

d'induration, ou à celui de fonte tuberculeuse. Parfois ils sont adhérens à la peau; d'autres fois, celle-ci est enflammée et du pus existe dans la masse engorgée; d'autres fois enfin, il y a suppuration avec ulcération fistuleuse.

Les glandes cervicales et maxillaires peuvent être gonflées sans que pour cela il y ait cachexie scrofuleuse. Dans ce cas, leur engorgement est toujours sympathique d'autres maladies, comme le travail de la dentition, quelques lésions du cuir chevelu, des oreilles, etc. Du moment où les glandes cervicales et maxillaires sont engorgées par suite d'une infection scrofuleuse, le choix des médicamens est fixé par l'ensemble des symptômes existans, au nombre desquels l'engorgement lui-même et le degré auquel il est arrivé jouent le premier rôle.

Chez les jeunes enfans, lorsqu'il existe une simple dureté des glandes cervicales, sans que celles-ci soient enflammées ni adhérentes à la peau, à plus forte raison, lorsqu'il n'existe aucune trace de suppuration, le *carbonate de baryte* est surtout à recommander. Souvent, je l'ai vu réussir chez les jeunes scrofuleux au-delà de toute espérance par la rapidité avec laquelle il triomphait du symptôme qui m'occupe. Mais lorsque le gonflement est considérable, sans qu'il y ait encore ni inflammation ni adhérence, lorsque surtout les glandes forment des chapelets, le *foie de soufre*, le *lycopode*, le *mercure*, le *phosphore*, le *thuja* sont les principaux médicamens à employer. Lorsque les glandes tendent à s'enflammer, il est souvent avantageux de faire précéder les médicamens dont je viens de parler de l'emploi de la *belladonne* et de la *camomille*. Que si l'inflammation est décidée et que déjà la suppuration se fasse sentir, le *soufre*, le *mercure*, le *carbonate de baryte*, le *rhus toxicodendron*, le *conium*, la *douce-amère*, l'*acide nitrique* et le *kali carbonicum*, veulent avant tout fixer l'attention. Mais s'il y a induration analogue à l'induration squirrheuse, ou véritablement squirrheuse, ou si on suppose qu'elle soit due au développement de masses tuberculeuses dans les glandes indurées, d'autres moyens veulent être employés. Dans ce cas, l'engorgement glandulaire n'est plus qu'un symptôme de l'infection tuberculeuse, et c'est elle qu'il convient d'attaquer. Le *soufre*, le *phosphore*, la *silice*, le *charbon animal*, le *charbon végétal*, la *digitale*, l'*iode*, le *kali carbonicum* répondent surtout à cette indication. Dans le cas de suppuration des glandes cervicales ou sous-maxillaires, la *belladonne* et la *silice* sont surtout recommandées. Mais il faut observer que le fait de suppuration est une indication beaucoup trop vague. Les glandes cervicales suppurent dans le cas de simple gonflement, d'induration et de développement tuberculeux; si la belladonne et la silice répondent à l'un de ces états, elles ne répondent point à tous. C'est donc l'ensemble des symptômes qui indiquera le médicament à employer, et l'état de suppuration pourra très-bien n'être qu'un assez faible indice du médicament à choisir.

Je me trouve ainsi conduit à dire un mot d'une loi thérapeutique générale présentée par Hahnemann. Il pose en principe que toute maladie est un cas individuel ne ressemblant qu'à lui-même, qui veut être étudié en lui-même, et traité indépendamment de ses analogies avec d'autres cas semblables. Qu'est-ce à dire? Hahnemann aurait-il renoncé au besoin qu'éprouvent tous les hommes de classer les maladies et les moyens qu'on peut leur opposer? Ou plutôt, n'aurait-il pas voulu prémunir ses adeptes contre le danger de se fier à ces analogies toujours incomplètes pour fixer le traitement? c'est à cette dernière solution qu'on doit s'arrêter. Il est évident que, dans l'étude de la cachexie scrofuleuse, les différentes formes organiques qui l'expriment indiquent seulement des prédominances; et il ne l'est pas moins que ces prédominances sont le plus souvent insuffisantes. L'individualisation absolue des maladies est, de toutes les règles pratiques données par Hahnemann, la plus féconde en utiles applications. Aussi, tout ce qui précède et tout ce qui doit suivre ne doit-il être accepté que comme simple indication; et j'avoue qu'il aurait été préférable de n'entrer dans aucun détail thérapeutique, si jamais on prétendait s'autoriser des données que contient ce mémoire, pour tenter à leur aide de traiter un malade. Ne perdons pas de vue le motif qui me dirige. J'ai voulu établir la supériorité thérapeutique de l'homœopathie par rapport à l'allopathie. Cette dernière, ainsi que je l'ai dit au commencement de ce chapitre, indique un petit nombre de médicamens qu'elle applique indistinctement à tous les scrofuleux et à toutes les formes de la scrofule; et l'homœopathie au contraire approprie le médicament à la forme spéciale que la cachexie scrofuleuse a revêtue; et aux différentes conditions pathologiques que le malade peut présenter; c'est l'unique vérité que je me proposais de mettre en évidence, et je pense qu'elle ressort éclatante de ce qui précède. Poursuivons.

Scrofule muqueuse. Son traitement varie surtout en raison de la portion de membrane muqueuse affectée.

Aux yeux elle donne lieu à la maladie appelée *ophtalmie scrofuleuse.* Cette dernière peut être simple ou compliquée de *taies* plus ou moins considérables, dont quelques unes vont jusqu'à amener la cécité; quelquefois aussi, elle affecte la forme de simple orgelet. Dans tous ces cas, la médecine ordinaire échoue le plus souvent; et lorsqu'elle réussit, ses moyens ont un effet excessivement lent.

Dans le cas de simple ophthalmie et lorsque l'inflammation est intense, si surtout le sujet est blond, de caractère indolent, à chairs molles et flasques, la *pulsatille* a un effet antiphlogistique très-rapide et très-prononcé. Rarement, elle suffit à amener la guérison; mais alors le *soufre*, dans un grand nombre de cas, le *foie de soufre*, plus rarement la *digitale*, le *fer*, la *fève S. Ignace*, et quelquefois l'*or*, produisent des effets aussi rapides que satisfaisans. Parmi les faits que je pourrais citer, il me suffira d'en rappeler un seul.

Je reçus à mon dispensaire, il y a trois mois, la nommée *Colombe Petit-Jean*, jeune fille de douze ans, atteinte d'ophthalmie scrofuleuse simple, depuis huit jours; les paupières étaient rouges et très-gonflées, et lorsqu'on écartait les paupières malades, le globe oculaire paraissait complètement enflammé et l'injection sanguine, uniforme sur tous les points, était d'un rouge acajou des mieux prononcés. Du reste, il n'existait aucun autre symptôme scrofuleux, et sa santé générale n'offrait d'autre désordre que des signes très-évidens de la constitution scrofuleuse. En dix jours, elle fut guérie avec une dose de *pulsatille*, suivie d'une dose de *soufre*.

Dans le cas où l'ophthalmie scrofuleuse est accompagnée de l'obscurcissement de la cornée, indépendamment du *soufre* et de la *pulsatille*, on tirera surtout avantage de la *calcarea carbonica*, du *cannabis* et du *senega*. Mais s'il existe des taies bien formées, il convient de recourir soit à l'*arsenic*, soit à l'*or*, soit à la *belladonne*, soit au *conium*, soit à l'*euphraise*. Quelquefois le *lycopode*, la *sepia* et la *silice* ont amené de bons résultats. L'*acide nitrique* m'a rendu les plus grands services dans deux cas d'ulcération de la cornée transparente. Le *lycopode*, la *sepia*, l'*étain* et le *thuya*, m'ont successivement réussi dans le traitement de plusieurs malades affectés d'orgelet.

J'ai eu, l'an dernier, à donner des soins à un enfant scrofuleux, dont la mère est morte depuis plusieurs années d'une phthisie pulmonaire, et qui portait depuis deux ans des taies considérables sur les deux yeux, taies qui avaient successivement envahi les deux cornées transparentes, au point d'amener une cécité complète. L'un des chirurgiens les plus éclairés de Paris avait inutilement épuisé les ressources de son art, et avait fini par conseiller l'opération. Je suis arrivé à guérir cette malade, dont le traitement a duré onze mois, avec les médicamens suivans : le *soufre*, la *calcarea*, l'*arsenic*, médicament qui a surtout agi sur les taies et en a favorisé la résorption. Comme l'ophthalmie scrofuleuse était compliquée d'engorgemens glandulaires, d'engorgemens scrofuleux de la lèvre supérieure, de rougeur et d'ulcération de la membrane pituitaire, j'ai encore continué le traitement après la disparition des taies et la guérison de l'ophthalmie scrofuleuse qui les accompagnait, et j'ai continué jusqu'à l'entière disparition des symptômes accessoires.

L'otorrhée scrofuleuse n'est pas toujours simple. Souvent elle se complique de dartres du conduit auditif ou du pavillon de l'oreille, et quelquefois de carie de l'apophyse mastoïde et des osselets de l'oreille. Dans tous ces cas, on ne peut espérer de guérison complète qu'à la suite d'un traitement *antipsorique* général long-temps continué. Par là, il faut entendre que ces maladies ne cèdent véritablement qu'à l'usage de médicamens à action fort étendue; et parmi ces derniers, l'*or*, l'*acide nitrique* et la *silice*, occupent le premier rang dans le cas de carie de l'apophyse mastoïde et des osselets de l'oreille. S'il y a dartre en même temps qu'otorrhée scrofuleuse, le *causticum*, la *sepia* et le *pétrole* devront être préférés, et dans le cas de simple otorrhée, il faudra avoir surtout égard à la nature de la suppuration. Ainsi, le *kali carbonicum* et la *silice* réussissent dans les écoulemens séreux ou purulens; le *conium*, toutes les fois que la sérosité est sanguinolente, et qu'elle a une odeur de putridité bien marquée ; l'*asa fœtida* et le *lycopode* sont également utiles en ce cas.

Quant aux écoulemens muqueux du nez, que présentent si souvent les scrofuleux, indépendamment du *soufre* et du *thuya occidental*, qui réussissent également bien toutes les fois que l'écoulement est purement aqueux, il faut recourir à la *pulsatille*, au *lycopode*, à la *silice*, s'il y a ulcération des narines ; à la *bryone*, au *natrum muriaticum*, ou à la *sepia*, lorsqu'il se forme des croûtes dures et plus ou moins épaisses à l'intérieur des narines ou sur la surface de la cloison.

Quant à l'inflammation écrouelleuse des amygdales, elle exige des soins très-divers. Dans la période d'acuité, la *belladonne*, le *soufre* et le *mercure soluble* sont les médicamens qui occupent le premier rang.

Le *lycopode*, le *natrum muriaticum* et la *baryte*, sont surtout en rapport d'homœopathicité avec l'état d'induration de ces glandes ; et lorsqu'on soupçonne que dans le tissu des amygdales, il s'est développé des tubercules, soupçons que l'état général du sujet peut seul justifier, c'est alors aux médicamens propres à combattre la diathèse tuberculeuse proprement dite, qu'il convient d'avoir recours. Mais peut-on espérer d'en triompher à l'aide des moyens homœopathiques ? Si, pour se prononcer, il suffisait de juger sur les apparences, je n'hésiterais point à affirmer le fait. Il est incontestable (et j'en ai eu une preuve toute récente sous les yeux), que des amygdales offrant l'aspect d'une induration très-prononcée guérirent homœopathiquement, et il n'est pas sans exemple qu'un gonflement supposé tuberculeux de ces organes ait guéri par les mêmes moyens. Mais, dans le cas de guérison, il est impossible d'affirmer que le tissu sur lequel on a agi soit évidemment squirrheux. Ce n'est que le scalpel à la main que la question peut se décider. Cependant, en jugeant par analogie et ne parlant ici que de ma conviction personnelle, je crois qu'aucune médecine au monde ne peut faire qu'un tissu organique, transformé en un autre tissu, puis revenir sur lui-même et revêtir ses formes normales (1). C'est au point que, sans nier aucunement les succès obtenus par l'homœopathie dans le traitement des affections tuberculeuses, et tout en espérant que l'avenir nous permettra de faire mieux encore à cet égard, je crois qu'il est plus facile à l'homœopathie, la seule médecine qui soit directement curative, de triompher d'une phthisie pulmonaire, que d'opérer la guérison d'un véritable squirrhe, en d'autres termes, d'un *tissu lardacé*. La raison est simple : dans la phthisie pulmonaire, il y a production d'un tissu accidentel sans désorganisation obligée du parenchyme pulmonaire, et dans le squirrhe, il y a transformation d'un tissu organique en un autre tissu.

Quant à la leucorrhée scrofuleuse, il faut distinguer les cas où elle est essentielle, de ceux où elle n'est qu'un

(1) Cette question se rapporte à un problème de haute physiologie résolu en ces derniers temps. Les tissus anormaux, n'étant que des transformations d'un autre tissu, ne peuvent être assimilés aux produits morbides; ils ne tendent point à la désorganisation, à moins qu'une cause accidentelle ne les y amène.

symptôme secondaire et tout-à-fait passager. C'est le cas des leucorrhées qui affectent les enfans pendant le travail de la dentition, dans le cours de quelques maladies inflammatoires des organes digestifs, etc. Alors, l'existence de l'écoulement leucorrhéique et sa nature ne sont plus que des symptômes secondaires qui n'acquièrent de valeur caractéristique que par leurs rapports avec les autres symptômes existans.

Mais la véritable leucorrhée scrofuleuse, maladie qui saisit les femmes souvent après que plusieurs autres formes de cette cachexie l'ont précédée, devient souvent tellement prédominante, que la plupart des symptômes antérieurs s'effacent devant elle. Alors, elle oppose une tenacité très-remarquable à l'emploi des médicamens, et exige un traitement long-temps continué. Il est difficile d'indiquer avec précision les médicamens qui peuvent lui être opposés avec avantage, vu que la plupart des médicamens appelés *antipsoriques*, peuvent et doivent être employés selon qu'ils se trouvent indiqués par les symptômes.

Ainsi nous retrouverons encore ici le *soufre*, le *mercure*, le *lycopode*, le *kali carbonicum*, le *natrum muriaticum*, la *sepia*, le *charbon animal*, la *silice*, le *fer*, la *calcarea carbonica*, le *phosphore* et d'autres qu'il serait trop long d'indiquer dans ce mémoire.

Scrofule séreuse. J'ai désigné le carreau ou atrophie mésentérique dans cette catégorie; mais il ne faut pas être dupe du mot. Le langage médical est quelque chose de si imparfait, qu'il ne faudrait pas croire que le mésentère est seul affecté dans cette maladie, ce que tendrait à indiquer l'expression dont je me suis servi. Ce sont surtout les glandes mésentériques qui sont atteintes dans cette maladie, et le plus souvent le tube intestinal participe à l'affection. Mais le carreau offre des degrés différens. Les glandes mésentériques peuvent être simplement engorgées, et dans ce cas, la guérison s'obtient encore assez facilement au moyen de l'emploi du *soufre* et du *mercure*, de la *calcarea carbonica*, du *natrum muriaticum* et de l'*arsenic*, selon les symptômes accessoires. S'il existe une véritable induration, le *lycopode* sera employé avec un grand avantage. Si on soupçonne un développement tuberculeux dans les glandes du mésentère, jamais il n'existe isolément, toujours il se complique de tubercules pulmonaires. Dans ce cas, c'est surtout aux moyens appliqués au traitement de la phthisie qu'il convient d'avoir recours.

Scrofule osseuse. Pour la thérapeutique de cette forme de la cachexie scrofuleuse, il faut distinguer entre l'ostéo-malaxie et les conséquences qu'elle entraîne. L'ostéo-malaxie, expression qui signifie le ramollissement du système osseux, est toujours précédé d'*ostéite* ou de *périostose*. La *belladonne* et l'*asa fœtida* m'ont paru suffire dans beaucoup de cas à faire cesser les symptômes inflammatoires des os, toutes les fois, cependant, que la périostose ou l'ostéite, n'étaient pas dues à l'abus de préparations mercurielles : dans ce cas, l'*acide nitrique* et le *foie de soufre* devaient leur être préférés. Mais lorsque le ramollissement est décidé, il faut recourir au *soufre*, à la *silice*, au *mercure*, à la *calcarea carbonica*; au *lycopode* et à la *staphysaigre*.

Reste à dire quelques mots des incurvations vicieuses des os longs et des inclinaisons et des déviations de la moelle épinière. Ici les moyens thérapeutiques sont insuffisans à ramener les vertèbres déviées dans leur ligne naturelle, comme à redresser les membres arqués ou vicieusement fléchis. Les moyens fournis par la thérapeutique, à quelque système qu'on les emprunte, ne peuvent que modifier dynamiquement la vitalité du système osseux, en le consolidant, sans jamais réussir à redresser les os longs ou le rachis, cela se conçoit. Si, en pareil cas, il n'y avait d'autre cause que le ramollissement, l'os s'affaisserait sur lui-même et ne se dévierait point. Mais, le système osseux servant de point d'attache au système musculaire, ces puissances actives que le train habituel de la vie tient constamment en jeu, attirent à elles l'os devenu trop faible pour opposer à leur activité une résistance suffisante. En vain ferait-on cesser, à l'aide des moyens homœopathiques, le ramollissement des os, que l'os consolidé par les agens thérapeutiques, resterait ou dévié ou vicieusement incurvé, puisqu'il continuerait à être sollicité par les puissances musculaires. Il se présente donc ici deux indications à remplir : consolider, comme je l'ai dit, le système osseux, et redresser la déviation. A la première indication, les agens thérapeutiques aidés du régime peuvent suffire. La *gymnastique* et l'*orthopédie* répondent à la seconde indication; ces moyens s'associent toujours heureusement à l'emploi des médicamens homœopathiques sans les contrarier jamais. Ce n'est pas que l'état de contrainte et de repos absolu auquel les orthopédistes condamnent leurs malades ne soit souvent un grand obstacle. Mais l'orthopédie naît à peine, et à mesure qu'elle avance, elle trouve moyen de débarrasser ses malades des inconvéniens dont j'ai parlé, sans pour cela négliger son but. L'établissement de M. le docteur Tavernier à Paris, dirigé d'après la méthode de M. Hossard d'Angers, a fait faire de grands progrès à cette partie toute mécanique de l'art de guérir.

Mais il ne faut pas perdre de vue que jamais ces moyens purement mécaniques ne suffiront à amener une guérison durable, et on peut expliquer les insuccès des orthopédistes par l'ignorance où ils sont de l'hygiène qu'il serait convenable d'imposer à leurs malades; par leur ignorance des moyens spécifiques propres à détruire la cause dont ils s'efforcent de combattre les résultats.

Je sais aussi que, sans recourir à la gymnastique ou à l'orthopédie, certaines déviations et certaines incurvations légères ont été guéries sous l'influence de l'homœopathie. Je dis plutôt sous son influence que par les médicamens employés. Il faut se garder, en effet, de renvoyer aux médicamens employés l'honneur d'un résultat qui ne leur appartient pas. Le régime et le changement de vie imposé aux jeunes scrofuleux que nous soignons, ont aussi leur part dans l'œuvre de la guérison. Ne suffit-il pas de défendre aux mères de faire marcher leurs très-jeunes enfans, ou d'ordonner aux parens d'enlever à leur pensionnat ces jeunes malades, pour les conduire à la campagne et les obliger à certains exercices physiques, pour que les légères déviations se redressent d'elles-mêmes, en vertu de cette force conservatrice qui est en nous, force plus harmonieuse et plus intelligente qu'on ne le suppose communément?

§ IV.

Résumé de la thérapeutique.

J'ai terminé l'esquisse rapide que je voulais présenter de la *cachexie scrofuleuse*; je sais à l'avance tout ce qu'il y a d'incomplet dans ce mémoire; mais j'ai atteint le seul but que je m'étais proposé, et qui était de montrer les ressources infinies que possède l'homœopathie contre une maladie aussi terrible dans ses effets que l'est la maladie scrofuleuse. J'ai voulu également indiquer, sans l'approfondir, la méthode que suivent les médecins homœopathes dans l'application de leurs moyens aussi nombreux que rigoureusement déduits de l'expérience. Sous ce double rapport, je crois avoir réussi à mettre en lumière la supériorité incontestable de l'homœopathie sur les doctrines qui rivalisent avec elle. En effet, on a vu dans la première partie de ce mémoire, les formes assez nombreuses que la cachexie scrofuleuse peut revêtir, les systèmes différens qu'elle peut attaquer, les siéges divers où elle se localise. Chacune de ces conditions imprime des différences au traitement, et des différences bien tranchées. En regard de notions aussi précises, que présente l'allopathie ? Quelques médicamens empiriquemens employés et appliqués sans méthode et sans choix, qu'elle adresse indistinctement à toutes les formes de la cachexie scrofuleuse, à tous les systèmes envahis par cette dernière, à tous les organes sur lesquels elle se fixe. Flottante au gré du caprice et de la mode, c'est tantôt l'iode et ses préparations, tantôt la créosote, tantôt l'hydro-chlorate de cuivre ammoniacal ou le sulfure noir de mercure qu'elle adopte avec enthousiasme, pour les abandonner avec dédain peu après, et les reprendre quelquefois avec une nouvelle ardeur, selon que des guérisons parfois réelles, mais toujours mal appréciées, sont prônées par quelques personnes ayant un nom dans la science. Il n'est aucun de ces moyens que je n'aie eu occasion de nommer, chacun en son lieu, chacun à l'article où il peut réussir avec certitude. Qu'on juge maintenant de la valeur de cette thérapeutique allopathique qui, sans distinction aucune se jette aux bras de quelques moyens bons en eux-mêmes, et devenus mauvais parce qu'on les emploie mal à propos ; de cette thérapeutique qui veut plier les besoins de la nature aux faibles ressources qu'elle possède! si, sortant un instant des limites de mon sujet, je rappelais les succès inespérés de l'homœopathie toutes les fois qu'elle a été appliquée sur une échelle un peu plus étendue, si je rappelais la manière dont elle a manifesté sa puissance dans les différentes épidémies de choléra qui ont ravagé l'Europe, et si, par malheur, elle a pénétré trop tard en France pour être utile dans une circonstance semblable ; si, jusqu'ici, le mauvais vouloir des médecins l'a empêchée de témoigner d'elle-même, elle n'attend que l'occasion de se produire avec toute sa puissance. A mesure qu'elle avance, cependant, les succès se font jour. Il n'est bruit que des avantages immenses obtenus par M. le docteur Laburthe, chirurgien-major du 4e de hussards, actuellement en garnison à Fontainebleau, où l'homœopathie est exclusivement appliquée au traitement des malades. Depuis 1834, il a été facile de saisir l'immense différence entre le nombre des journées d'hôpital nécessité par l'emploi des deux méthodes. Il me serait difficile d'en indiquer le chiffre actuellement; mais s'il y a quelque fidélité dans les rapports qui m'ont été faits, la différence serait de plusieurs milliers de journées d'hôpital, depuis que l'homœopathie est devenue la seule médecine des soldats du 4e de hussards.

Enfin, la conclusion la plus évidente qu'on puisse tirer de ce qui précède se résume dans les faits suivans :

1° Avant Hahnemann, la cause essentielle de la cachexie scrophuleuse était ignorée. On n'avait sur ce point que de vagues hypothèses ne conduisant à aucune application pratique. Hahnemann nous a fait connaître cette cause jusque-là inconnue, et dont l'ignorance rendait le traitement incertain.

2° De la connaissance de la cause, Hahnemann s'est acheminé vers celle des moyens propres à la combattre, et il a su indiquer la route qui seule peut conduire le médecin à obtenir des cures radicales.

3° Il a ainsi donné au *diagnostic* et à la *thérapeutique* de ces maladies une base solide ; et si le temps doit encore ajouter aux connaissances que nous possédons, ce qu'il n'est pas permis de révoquer en doute, toujours peut-on dire que Hahnemann a plus fait qu'aucun autre pour combattre avantageusement un fléau aussi répandu que la maladie scrofuleuse.

FIN.

TABLE DES MATIÈRES.

IMPRIMERIE DE COSSON,

www.ingramcontent.com/pod-product-compliance
Ingram Content Group UK Ltd.
Pitfield, Milton Keynes, MK11 3LW, UK
UKHW020252220726
13923UKWH00002B/902